U0250862

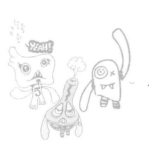

八卦
不生病，历史也会不一样
医学史

烧伤超人
阿宝(宁方刚)◎著

海峡出版发行集团
THE STRAITS PUBLISHING & DISTRIBUTING GROUP

鹭江出版社
LUJIANG PUBLISHING HOUSE

2015年·厦门

献给
培育我成才的恩师张国安教授
和北京积水潭医院

序一 | 我行医生涯的三次流泪

第一次流泪

有一次，和实习的小学弟聊天，他对现在医生的执业环境充满担忧，对前途充满迷茫。他问我：师兄，你对现在的生活满意吗？你有想过离开这个行业吗？

我说：你见我哭过吗？

学弟说：没有，我觉得你挺乐天派的。

我说：那好吧，让乐天派的师兄给你讲几个我哭的故事。听完后，也许你就对医生这个工作有更充分的认识，并找到自己坚持下去的理由。

几年前，我曾经救治过一个中年患者，他是救火英雄，在火场被烧伤。患者先是送到当地医院就诊，但治疗效果不理想，病情迅速恶化，患者带着呼吸机滴着升压药转到我们医院。领导点名让我负责救治。

这个患者的情况非常糟糕，早期植的皮基本都没活，全身到处都是没有皮肤保护的裸露感染创面。患者入院时已经心脏衰竭、呼吸衰竭、肾功能衰竭。患者痰液里、血液里、创面上均培养出两种对当时临床可获得的全部抗生素均耐药的超级细菌。

自从接手这个病人，我就基本住在科里了，只是偶尔回家换换衣服。儿子生病住院，我匆匆去看一眼然后赶紧回医院，儿子当时拉着我的手哭着不让我走。好在他爷爷奶奶都在，家里倒不用我操心。

我就这样守在患者床边，人盯人严防死守地抢救了整整 31 天。

你知道什么叫危重吗？危重的意思就是：你翻遍所有的文献和教材，最后发现大家只有一个共识——这种情况很严重。

你知道怎么治疗危重病人吗？就是人盯人地严防死守；就是全副武装不眨眼地站在患者面前，用你全部的知识和智慧，不停地挡住死神不断伸出的镰刀；就是把你的心放在油锅里不断地煎熬，熬到你无悲无喜，熬到你灵台清明，熬到你终于看到那根架在两座悬崖中间的细若发丝的钢丝，然后想办法搀扶着患者在狂风暴雨中走过去而不会失去平衡。

我曾经距离成功很近很近，但最终还是失败了。31 天时间，我使出了自己全部的力气，用尽我全部的智慧，批郤导窾，闪展腾挪，然而，我失败了。

直到今天，我依然能记清楚他每一个病情变化，记清楚他每一个化验结果，记清楚我每一个处理措施。我依然记得，最后接近成功时那功亏一篑的挫败和绝望。

患者去世后，家属没有任何意见，患者的孩子跪在地上给我磕了三个响头对我表示谢意。

当他们把尸体接走后，我一个人呆呆地坐在监护室，望着那张空空荡荡的床，筋疲力尽、心力交瘁。31 天，患者一直在昏迷中没有醒来，然而在冥冥中，我总觉得我们是亲密无间的战友，是同生共死的兄弟。

我的导师过来，拍拍我肩膀，说：不要难过，你做得很好。

我低下头，双手掩面，泪如雨下。

第二次流泪

某年，我接诊了一个从外地转来的危重患者。患者身世很可怜，从小没有父亲，由母亲抚养长大，孩子长大后倒也争气，自己开了一个小工厂，不想工厂爆炸，孩子全身大面积烧伤。伤后在当地医院就诊，因为有严重吸入性损伤，病情一直极不稳定，患者全身多脏器衰竭，尤以呼吸衰竭为重，完全靠呼吸机维持呼吸。

大面积烧伤患者一般要求早期去除坏死皮肤，以微粒皮植皮等办法修复创面。但患者由于病情极其危重，难以耐受手术，手术一直没有进行。随着时间的推移，患者全身坏死，皮肤开始出现严重感染，导致患者病情一步步恶化。抱着一线希望，家属联系了我们，我亲自带救护车，患者吹着呼吸机被接到积水潭医院。

这段转运的过程极其凶险，患者进入我们重症监护病房不到30分钟即心跳停止，经过紧急抢救复苏，患者的心脏才终于恢复了跳动。时至今日，我想起此事依然后怕不已，如果这种情况发生在转运途中，以救护车上有限的设备条件，患者极可能救不过来。

患者情况非常严重，我得和患者母亲做一次深入的谈话。结果我刚一开口，患者母亲一摆手拦住了我：医生你不要说了，你要说的那些话我已经听医生说了无数遍。情况我了解，救不活我不怨你们，但只要有一丝希望，就请你们尽最大努力。费用你不用担心，大不了我把房子卖了。我就这么一个儿子，他残废了，我养着他；他死了，我也不活了。

我无言以对。

患者当时的情况已经极其危险。患者要想有一丝活下去的机会，就必须立即手术，将患者坏死皮肤去除并妥善覆盖。但是，这个手术损伤非常大，而患者当时已经奄奄一息，随时有死亡的可能。

不做手术，必死无疑，但在患者这种身体条件下做这么大的手术，手术过程会极为凶险，极有可能出现医生最怕碰到的局面：患者死在手术台上。医生为什么怕，看看湘潭事件就知道了。

即使患者勉强从手术台上活下来，手术本身对患者也是一个极大的打击，手术后患者病情会在已经极其危重的情况下进一步恶化。患者已经在死亡的边缘上，再恶化下去，极有可能就是死亡。

当然，最幸运的结果，是患者能在医生全力以赴的救治下，顽强扛过手术的打击。在全身大部分坏死皮肤去除并妥善覆盖后，在滑向死亡的深渊之前，达到那个病情的转折点，并最终得以存活。

我问患者母亲：赌不赌？

母亲说：我赌，我相信你。

我说：那我陪你赌。

手术结束了，患者历经千难万险终于从手术室活着回到病房。但是，和预期的一样，此后患者全身脏器功能快速恶化，心肺肾都已经衰竭，完全靠机器和药物在生死线上挣扎。

那段时间，我像红了眼的赌徒一样，24 小时守在患者身边，操纵着最尖端的各种抢救仪器设备，和死神进行疯狂的搏斗，一次次把患者从死亡线上拉了回来。

我的每一个判断，我的每一个操作，我的每一个医嘱，都可能决定患者的生死。这时候的医生，就是守在生死线上的天使，就是挡在死神面前的勇士。

但是，患者情况依然无法阻挡地不断恶化。某一天的凌晨 2 点钟，患者的血氧饱和度缓慢却难以阻止地降到了 85% 以下。85% 是一个重要的关口，再降下去，患者脏器就无法维持最低限度的氧供应，而此时，患者的呼吸机已经被我用到了极限，无论如何调整都没有办法改善了。

我坐在监护室的椅子上，一遍遍反复检讨我的治疗方案，最后我确信：我已经没有办法了。

我默默拿出一张死亡证明书，将患者全部信息填写完毕，只留下死亡时间一项空白。

当我放下这张死亡证明书的时候，突然听到护士喊：宁医生，患者血氧开始回升了。

我抬起头，看到监护仪上的数字在缓慢而趋势明确地上升，87，90，92。

患者血压开始稳定，尿量开始增加。

我苦苦等待的转折点到来了。在距离死亡无限近的地方，死神的镰刀已经碰到了患者的咽喉，但最终擦着咽喉而过。

我们，赌赢了。

剩下的，已经难不倒我了。

患者终于恢复神智，拔掉气管套管，宣布脱离危险，转到了普通病房。

母子相聚，抱头痛哭。

我悄悄地跑到一个无人的角落，擦掉了眼中的泪水。

很多人问我：做医生你后悔吗？

不后悔！

纵然前路坎坷，有怨，却无悔！

第三次流泪

这个故事中的患者是一个私企的员工。这个员工跟着现在的老板打天下二十几年，据说跟老板的感情很深，也深得老板信任。在企业的一次事故中，员工全身大面积烧伤，烧伤面积超过体表总面积的 90%。

患者送到医院后，老板和家属流着泪求我一定要全力抢救，不惜一切代价，用最好的设备最好的药物，不要怕花钱。

我在保证患者会得到最好救治的同时，也向他们详细讲解了病情：这种程度的烧伤死亡率很高，即使在最好的烧伤中心，依然会有很多患者抢救失败。而且，大面积烧伤患者的抢救，是个很漫长的过程，花费也非常高。

大面积烧伤救治的关键是修复创面，但由于患者烧伤面积太大，可用于植皮的自体皮肤极其有限，患者需要经过几次甚至十几次的手术，才能将巨大部分创面消灭，令患者脱离危险。这一修复创面的过程，需要时间。

而在患者大部分创面没有被消灭之前，患者会始终处在危重的状态。而且，随着患者体质的耗竭，细菌耐药性的增加，以及感染导致的多个脏器持续的损伤，患者病情不仅难以好转，甚至在某段时间内还会不断恶化。

某种程度上，大面积烧伤的抢救就是抢时间，一方面我们要想方设法维持患者脏器功能和全身状况，一方面要尽可能快地修复创面。如果修复的速度赶不上恶化的速度，那患者就会死亡。

在单位领导和家属表示充分理解后，我们就投入到了紧张的抢救工作中。病人病情非常危重，抢救很快变成了一场旷日持久的苦战。

在我们全力抢救的同时，随着时间的推移和花费的不断增加，患者老板和家属的态度开始逐渐发生变化。对治疗的态度由积极转到消极，渐渐开始拖欠治疗费用，态度也越来越差。

其实这种情况我也早有预料。私企与国企不同，国企碰到这种事情，一般是不惜一切代价抢救患者，而私企老板，则往往有不同的想法。当最初的慌乱逐渐过去，随着抢救费用的不断攀升和成功的遥遥无期，早先决心积极抢救的老板心态逐渐发生变化。

从经济的角度看，其实患者活下来对老板是一个最糟糕的结果，大面积烧伤患者往往会有严重残疾。患者活下来，不仅意味着他要支付巨额的抢救费用，还意味着他要负担患者后期整形以及生活的费用。对老板来说，最经济的结果其实是患者早点死掉，他把省下来的钱补偿给家属了结这件事情。

老板的这种心态完全可以理解，只要家属强烈要求积极救治，老板一般也不敢不配合。但是，如果家属也有了同样的心思，就很麻烦了。对某些家属来说，用后半生时间照顾一个残疾的亲人，还不如放弃治疗获得巨额赔偿。

但是，中国人的传统习惯是想当婊子还一定要立好牌坊。有了这种心思，他们也不会直接提出放弃治疗，而是通过各种方式来给抢救设置障碍，其中最常见的就是拖欠费用和制造冲突。

当老板不想继续花钱，而家属也态度暧昧的时候，双方的沟通就会变得异常艰难。

曾有几位蹲在办公室里为医改献计献策的专家坚定地认为：公立医院出现纠纷完全是因为医院服务意识差，和家属沟通不够。

这种人，就是24K的纯脑残，每当想到这些人竟然是中国医改的智囊团，我就对医改的前途充满绝望。

很多时候，不是沟通不够充分，而是人性经不起考验。

很多人以为医生是一群呆呆傻傻的人，这纯属误解。医生每天面对各种悲欢离合，观看各种人性表演，对这些心思和把戏，真的是一眼看得门儿清。

但是，看得门儿清又能如何，也只能想方设法地和对方进行沟通，争取对方的配合。

患者欠费数额不断增加，在被迫进行的一次约谈中，老板和家属终于撕破脸皮。患者老板对我大声斥责和辱骂，而家属则坐在一边沉默不语，丝毫没有阻止的意思，只是偶尔伸手去抹一下那根本不存在的眼泪。

"钱钱钱，你们就知道要钱，花了这么多钱，病情却越来越重，你们是一帮什么医生，我看你们就是一群兽医！"

"我们做生意的，花了钱你就得给我货，我把钱给你们，你们能保证把人交给我们吗？不能保证，那人死了钱你们给退吗？不给退？你们凭什么不给退？"

"现在你们这些医生还有医德吗？你以为我不知道你们医院有多黑吗？医生的天职是救死扶伤你懂吗？你们这帮黑医生，都钻到钱眼里了，你们算什么医生？！"

"还找我们要钱？我要去告你们！我要去找记者，找报社，去告你们这群兽医！"

旁边的护工实在听不下去了："你们这帮人讲点良心，宁医生都快一个星期没回家了，天天在这里守着你们这个病人！"

"守着怎么啦？他是医生，他守着是应该的。再说，他舍不得让病人死，不就是为了挣钱吗？"

我实在听不下去了，我死死咬着后槽牙，控制住自己想狠狠抽他一顿嘴巴的冲动，匆匆结束了这次谈话。

回到监护病房，我望着躺在床上的尚在昏迷中的患者，两眼含泪。

患者就那么静静地躺在床上，身边的监护仪上闪烁着一排排的数据，所有这些数据，都在我的意料之中。

当你抢救一个患者很长时间，你就会和他有很深的感情，你会不由自主地把他当成是与你并肩作战的战友和兄弟。

兄弟，我知道，你现在很艰难；我知道，你在全力以赴地和病魔做不屈不挠的斗争；我知道，外面发生的这一切，你毫不知情。

人生，好比一场黑色幽默。

你鞍前马后追随了几十年的老板，现在要放弃你；你相濡以沫几十年的妻子，现在要放弃你。

而现在最想让你活下去的，却是你素昧平生的医生，而你，甚至还不知道我是谁，不知道我长什么模样。

我知道，他们这么做，其实是在等我的一句话，等我告诉他们：患者成功希望渺茫，建议放弃治疗。然后，他们就可以结束这一切，只等在你的葬礼上流几滴眼泪，了却你们这辈子的情分。

但是，这话我偏偏不能说，因为，你真的还有希望；因为，你来到了全世界最好的烧伤科；因为，我有很大的把握让你活下来，而且，让你将来能生活自理，过上有质量的生活。

你的老板可以放弃你，你的家人可以放弃你，你的朋友可以放弃你，但我，却不能放弃你。

因为，我是医生，你是患者。

因为，只要有一线希望，医生就不能放弃患者。

因为，自从我穿上这身白衣，我就为今天发生的一切写下了答案。

16 岁那年，当我迈进医学院的第一天，我就和一群和我一样满怀憧憬和热血的少年，举起右手，许下了自己一生的誓言：

健康所系，性命相托。

当我步入神圣医学学府的时刻，谨庄严宣誓：

我志愿献身医学，热爱祖国，忠于人民，恪守医德，尊师守纪，刻苦钻研，孜孜不倦，精益求精，全面发展。

我决心竭尽全力除人类之病痛，助健康之完美，维护医术的圣洁和荣誉。救死扶伤，不辞艰辛，执着追求，为祖国医药卫生事业的发展和人类身心健康奋斗终生！

护士走过来，问我："宁医生，病人欠费过十万了，到底怎么办啊？"

我淡淡地回答："该咋治咋治，明天我再和家属谈。"

继续努力和疾病战斗吧，我的兄弟。外面的一切，交给我。

当你最终痊愈的时候，我绝不会把今天发生的一切告诉你，你依然会有一个对你感情深厚的老板，一个结发情深的妻子。当然，也许会有一个黄世仁般不断追着他们要钱的无良主治医生。

后面发生的事情，请原谅我不想再记述了，因为我实在不想回忆，不想回忆那一次次的屈辱和伤心，不想回忆那人性的丑陋和阴暗。

多少次，被家属气得躲在无人的地方掉泪，接到护士的电话，又赶紧擦干眼泪去继续抢救。

好在，一切终于结束了。当患者终于宣布脱离危险后，老板又变成了感情深厚的老板，妻子又变成了结发情深的妻子。

根据我的意见，患者脱离危险后直接转回当地医院进行后期康复治疗。对方同意了，大家都不愿意再忍受这种尴尬的气氛。

患者被接走的那天，他的老板和妻子来到我的办公室，给我带来些土特产，向我表示歉意和谢意。

我礼貌而坚决地拒绝了：救死扶伤是我的本职工作，支付费用是你的义务。我救活了病人，你结清了费用，咱们两不相欠，你不用谢我。

也许有人觉得我小气，不够大度。但是，我实在大度不起来。

在战场上，你最痛恨的是什么？

不是敌人，而是叛徒。

你们，本该是和我并肩与病魔作战的战友。

你们有权利放弃，有权利撤退，有权利投降，我都不怪你们。

但你们没有权利背叛，没有权利在我和敌人苦苦战斗努力支撑的时候，在背后对着你们的战友狠狠插上一刀。

我没有权利惩罚你们，但我有权利不原谅。

病人走后，我脱下白衣，走出科室，走出医院，走到医院后门外的西海边，坐在岸上，万种委屈涌上心头，泪如雨下。

烧伤超人阿宝

序二 | 历史医学：聊点不一样的科普

与疾病和损害抗争是生物体间的竞争，也是生物体个体存活、成长、繁衍的艰难和必然经历的过程。

智慧诞生后，漫长的从无数代的进化、筛选、不断适应、被动地与疾病和损害的抗争过程发生了质的飞跃，人类可以以主动的方式对抗疾病与损伤。

在自然面前，人是如此无力和渺小，但是，人类也是伟大的，我们在努力地改变和适应这个世界。

人类智慧在历史的长河中不断发展，终于，我们可以总结以往的经验，试图治疗疾病和损害，于是医学就诞生了。损伤和损害的花样翻新、疾病的变化万端，使医学在实践中发生发展，同时，在历史的长河中，各种疾患在人类活动中也不时地掀起阵阵浪花，甚至改变了历史的轨迹。

随着时代的发展，民众对健康越来越重视，通过科普的方式，将一些常见疾病的知识和面对疾病时应有的正确观念传达给大众，是一件必要而非常有意义的工作。

医学的专业门槛导致医学科普的难度非常大，对受过长期专业训练的医生而言，做到"科"并不难，但要想以轻松愉快、大众喜闻乐见的方式将这些知识"普"下去，却并非易事。这不仅需要扎实全面的医学知识，还需要极好的文笔和表达能力。

本书作者是我的开门弟子，也是我非常喜欢的学生。他不仅在临床和科研方面表现得非常优秀，而且博览群书，历史人文等方面知识非常丰富，文学底子和表达能力更是出类拔萃。这本医学科普书籍，将医学知识与历史和文学作品中的人物故事结合起来，趣味盎然，令人在开心之余受到医学知识的熏陶，是非常难得的科普佳作。

中华医学会烧伤外科分会副主任委员、北京大学教授

张国安

序三 | 关于阿宝

今天是大年初九，也是阿宝将书稿交于我手的第 32 天。

一个多月来，我有些忐忑，甚至有些焦躁……如何落笔，多少有些犯难。因为扪心自问，我是谁，平凡得随处可见，何德何能为此书作序。

阿宝说，因为我懂他。

一个人的胃口其实和一个人的性格有关系，例如，太固执的人读文先读人。好吧，在酣畅淋漓地读阿宝的文字之前，就让我们先读阿宝，看看网络版的"烧伤超人阿宝"和现实版的"宁方刚"之间有多远的距离。

就从浴火重生的功夫熊猫说起吧，这一不小心成了阿宝的"标签"，而且还是那么根深蒂固。2014 年 4 月，我第一次在线下见到阿宝，哈，根本不需辨认，远处走来的他，俨然是现实版的"功夫熊猫"，唯一不同的就是黑眼眶变成了眼镜。用"憨态可掬"一词来形容他，估计一下就直抵他的痛处，而且是痛得那么真实。羊年春节，在外拼搏了十几年的阿宝"衣紧还乡"，他在微信上晒出了自己在大学、日本留学时的照片，清瘦且青涩。深陷"帅哥的成长与毁灭"痛苦的阿宝在微信圈自嘲："岁月不是杀猪刀，而是猪饲料。"

阿宝毕业于北京大学医学部，是北京大学医学部教授暨北京积水潭医院烧伤科主任张国安的开门弟子。说来，阿宝这辈子最不会含糊的一件事就是医者的职责。北京新街口餐馆爆炸事件、北京大兴旧宫火灾事件、北京热水管道泄漏事件……作为主治医生，他日夜守候，把烧伤面积达 98% 的重症烧伤患者救了回来，这份挑战医学极限的成就感让他对自己的付出无怨无悔。

然而阿宝的困惑也从此而生，医学的进步没有换来科学的尊严，医者的付出没有换来医者的尊严。是站在云端孤芳自赏，还是跻身人群去呐喊，阿宝选择了后者。如鲁迅当年凭借一支笔来警醒沉睡、麻木的中国人，2013 年起，阿宝敲击着键盘开始了与伪科学的抗争、与社会不公的抗争，一路走来披荆斩棘，虽遍体鳞伤仍初心不改。刚刚走过的 2014 年注定写入阿宝的人生大事记——民间版的 2014 年中国十大卫生新闻中，居然四起事件与阿宝有直接或间接的关系。其中湖南湘潭产妇裸死手术台事件，公众的愤怒情绪瞬间被点燃，情绪之下需要的是对科学的捍卫、对真相的捍卫，阿宝连夜疾书《媒体，请不要让你们的良知集体失踪》，成为整个事件舆论反转的主要作用力之一。

阿宝的博文《我行医生涯的三次流泪》在医生圈里久久流传着，阿宝的医者仁心在这里阐述得淋漓尽致，我读了三遍，哭了三遍。说来我也是学医之人，也经历了太多生死的场面，但还是被这个七尺男儿的医者情怀感动着。苏格兰有句谚语：人生就像剥洋葱的过程，每剥掉一层，味道就重了一层，把最后一层剥掉的时候，你已经泪流满面。别看阿宝在网络上时而怒骂，时而拍案而起，时而杀气逼人，其实剥去一层层的外衣，裸露的是阿宝那颗柔软的菩萨心。

阿宝曾有几次"戒博"，他说有些迷失找不到方向了，"似乎做了不少事情，但回过头一看，一切都没变。胶原蛋白和保健品的广告依然铺天盖地，骗子愚民依然大行其道，伤医案件依然此起彼伏，医疗改革依然南辕北辙。纵将此心昭日月，谁听杜鹃啼血声？"阿宝内心难免挣扎、难免痛苦、难免落寞。

日子就这样真实地过着，阿宝就是这样真实地呈现在我们面前，哪怕是在这个完全可以包装自己的网络虚拟世界里。日子总不是那么完美，阿宝身上也有着这样那样的毛病，但是，真实之外，阿宝那份爱你的心，从来如此，执着而深沉。那份担当的义，从来如此，坦荡而忘我。

最后，我还是想介绍一下自己，我是"午后雨林"，是他35万微博粉丝里的一个，我的微博签名："行走在医者和媒体间，让传媒懂得医者，让医者了解传媒，最终擦亮公众的眼睛。小女子寻找同盟！"没错，我和阿宝互为同盟，让公众更了解医学，最终擦亮公众的眼睛，也许这也是阿宝为什么要这般辛勤笔耕的原因吧。

我就此搁笔了，这是我欠了阿宝整整一年的账，但愿能让你更懂阿宝几分。

午后雨林

目 录 | CONTENTS

埃及艳后的死亡之谜

托勒密王朝是埃及历史上很重要的一个王朝，这个王朝是在曾经叱咤风云的亚历山大大帝死后，由他的一个叫托勒密的将领建立的。托勒密王朝始于公元前 305 年，终于公元前 30 年，历时 275 年。

有意思的是，托勒密王朝最著名，而且在埃及口碑极好的统治者，却是最后的亡国之君——著名的埃及艳后，克里奥帕特拉七世。

如果克里奥帕特拉的事迹发生在中国，我估计她分分钟就被中国的那帮理学家骂成渣渣。她不仅是一个亡国之君，而且还有一个按照中国传统最不能容忍的问题：克夫。

古埃及王室的传统都是亲兄弟姐妹结婚，以保证血统的纯洁。在克里奥帕特拉 18 岁那年，她嫁给了自己的异母弟弟托勒密十三世，这是被她克死的第一任老公。

结婚不久，夫妻两个也是姐弟两个就为了争权闹得不可开交最终刀兵相见。最终弟弟兼丈夫赢了姐姐兼老婆，克里奥帕特拉被迫逃亡。恰在此时，罗马的掌权者恺撒来到了埃及，看到机会的克里奥帕特拉想办法见到了恺撒，并成功地让恺撒拜倒在自己的石榴裙下。据说，她是把自己藏在毯子里被人送进王宫见到恺撒并迷倒恺撒的。

有一种说法：男人的使命是征服世界，而聪明的女人则通过征服男人来征服世界。在恺撒的支持下，克里奥帕特拉成功翻盘，最终干掉了自己的第一任丈夫和自己的亲弟弟。然后，她一方面做恺撒的情人，另一方面又按照传统嫁给了自己的另外一个弟弟托勒密十四世。

公元前46年，克里奥帕特拉带着自己和恺撒的孩子与恺撒一起来到罗马。此时的克里奥帕特拉野心勃勃，一心想成为恺撒的正妻，并让自己的儿子成为恺撒的继承人。本来克里奥帕特拉很有希望实现一次小三的完美逆袭，要知道她给恺撒生的可是恺撒唯一的儿子。但是很不幸，回到罗马仅两年，恺撒就被刺杀了。一代枭雄恺撒，就这样成了被克里奥帕特拉克死的第二任老公。

失去了帮她征服世界的男人，克里奥帕特拉终于发现自己其实没有征服世界的能力，为了活命，她赶紧带着孩子逃回埃及。回到埃及后不久，她的弟弟兼老公托勒密十四世就不明不白地死了，很多人认为是被她毒死的。这是被她克死的第三任老公。她的儿子小恺撒被立为王，与她共治埃及。

恺撒死后，罗马大乱，安东尼、屋大维、雷必达最终胜出，构建了后三巨头同盟。公元前41年，克里奥帕特拉以极其华丽的出场方式在塔尔索与安东尼见面，并成功地迷倒了安东尼，征服了又一个心甘情愿帮她征服世界的男人。

问题是，安东尼被征服得实在太彻底了，真把自己当成了埃及的上门女婿。沉迷温柔乡的安东尼干脆常住埃及，并立遗嘱说自己死后要葬在埃及的亚历山大港。

此后安东尼与恺撒的继承人屋大维关系破裂，这份遗嘱后来被屋大维设法取得并公布后，在罗马引起了轩然大波。自己的国家领导人心甘情愿做了别人的上门女婿不说，还心甘情愿要埋骨他乡，是可忍孰不可忍，痛心疾首的罗马人认定安东尼已经彻底背叛了罗马。罗马人最终同意屋大维与埃及开战，好好教训一下这个不爱罗马爱美人的埃及上门女婿。

罗马与埃及开战。沉迷温柔乡已久的安东尼最终战败自杀，这是克里奥帕特拉克死的第四个男人。

最后，屋大维俘虏了末代法老克里奥帕特拉，并杀掉了可能危及自己继承人地位的小恺撒。此后埃及托勒密王朝灭亡，埃及成为罗马的一个行省。

其实，说起来，决定王朝命运的，最终还是靠实力。没有足够的实力，任你美若天仙智慧超群，任你颠倒众生智计百出，最终还是个被宰割的命。

据说克里奥帕特拉又试图勾引屋大维，但没有成功。其原因很多人归结为屋大维性格坚韧胸怀壮志，我倒觉得不尽然。要知道，克里奥帕特拉成功引诱恺撒时才 21 岁，成功引诱安东尼时是 28 岁，而她见到屋大维的时候已经 39 岁，在那个年代已算是很老了。自古红颜多薄命，不许人间见白头，任你貌若天仙，总不能姿色永驻。这世上哪有那么多人排队等着帮你征服世界呢。

还有一个说法是屋大维根本就是一个 gay，对女色无感。对此，姑妄言之姑妄听之吧！

被俘虏不久的克里奥帕特拉很快就死了。她的死因众说纷纭，最常见的说法是：她勾引屋大维失败后，知道自己要被作为战利品运到罗马示众，为不受羞辱，她决定自杀，让人用无花果果篮藏了一条蛇（一般认为是埃及眼镜蛇），送到自己的住处，并给屋大维写了一封信希望与安东尼合葬。然后她让眼镜蛇咬了自己一口，她的两个侍女也依次让毒蛇咬了自己，待屋大维赶到时，末代法老克里奥帕特拉和她的一位侍女已经香消玉殒，而另一位侍女也奄奄一息。

但这种说法还是很有值得怀疑的地方。

首先，看看克里奥帕特拉的一生，她实在不像是一个三贞九烈爱惜声誉到可以自杀的人。她这人性格极其坚韧，而且做事没什么底线。为了王位，她可以杀死自己的两个弟弟兼老公；为了求得恺撒的支持，她可以藏身毯子里进入王宫以求见到恺撒；恺撒死后没多久，她又成功地引诱安东尼。这种性格的人会为一些屈辱而自杀，说起来怎么都不能让人信服。

其次，她的死亡是否符合眼镜蛇咬伤的表现也存疑。要知道，成体的埃及眼镜蛇极其粗壮，可达 1.5 ~ 2.4 米长，显然这东西不太容易藏在无花果果篮里。即使藏进去，要让蛇乖乖地保持不动骗过守卫恐怕也不是一件容易的事情。

克里奥帕特拉死前给屋大维送了封信，而屋大维接到信后立刻赶到她的住处，据记载两人住的地方距离只有二百米左右。这个时间应该非常短，充其量几分钟到十几分钟。克里奥帕特拉和两个侍女是轮流被蛇咬伤的，这需要时间。毒蛇咬伤人后，蛇毒从咬伤部位进入循环并扩散到全身同样需要一定的时间，一般而言，眼镜蛇咬伤后的死亡时间多为 6 ~ 12 小时，其中毒性最强的菲律宾眼镜蛇可以在 1 小时内致人死亡，埃及眼镜蛇毒性仅次于菲律宾眼镜蛇，可在 2 小时内致人死亡。毒蛇并不是每次咬人都会排出毒液，换言之并不是每次咬人都能致死，尤其是连续咬人的情况下更不能保证每次都有足够毒液排出。连续咬死三人这种极端情况我们虽然不能排除，但连咬三人毒液量都如此充足令三人都在十几分钟内死亡还是有些匪夷所思。

我个人觉得，克里奥帕特拉其实是死于屋大维的谋杀，而两个侍女相继死亡，无非是杀人灭口而已。罗马要吞并埃及，克里奥帕特拉的存在是个很大的麻烦，处死她才能彻底消除后患。但克里奥帕特拉威望很大，而且由于她和恺撒以及安东尼的关系，她在罗马也不乏支持者，在这种情况下，公开处死克里奥帕特拉会带来很多麻烦，让她"自杀"无疑是最好的选择。

历史向来由胜利者书写，胜利的屋大维完全可以根据自己的需要公布埃及艳后的死因，当然，如果他能多懂点儿毒蛇咬伤的知识，没准能把故事编圆了。

对于我们这些凡夫俗子而言，这辈子既不可能用毒蛇自杀，也不大可能需要编造此类故事。但是，掌握一些毒蛇咬伤的急救常识还是很有必要的。

全世界共有蛇类约 2700 种，其中毒蛇约 650 种，我国蛇类有 160 余种，其中毒蛇约有 50 余种，含剧毒的有 10 种。

蛇类的毒素有很多种，主要包括以下三类。

神经毒：主要作用于延髓和脊神经节细胞，导致各种神经症状。神经毒可阻断肌神经接点，使肌肉失去神经的支配控制，导致肌肉瘫痪和呼吸肌麻痹，引起患者死亡。埃及艳后传说中的埃及眼镜蛇，其主要致死毒素就是神经毒。

血液毒：有强烈的溶组织、溶血和抗凝作用。主要为溶蛋白酶和磷脂构成，此外还有类似透明质酸酶和抗杀菌物质。这些物质有多毒呢？说说它的用途就可以了，毒蛇咬伤猎物后，这些东西不仅能杀死猎物还能帮助分解猎物的组织，以利于自己消化。很多小动物在被吞进去之前就已经被大量血液毒分解成肉汤包了。这种东西进入人体的后果，你自己想去吧。

混合毒素：兼有上述两种毒，但致死的主要原因一般是神经毒。

在野外，如果被毒蛇咬伤了，该怎么办呢？

首先是把蛇打死。这倒不是为了报仇，而是后期救治的需要。

毒蛇咬伤后，要想正确救治，医生得先搞明白蛇到底有没有毒，有哪种毒，才好有针对性地采取措施。除非你的蛇类知识非常丰富，能确定自己被哪种蛇咬伤，否则把死蛇交给专业人员鉴定是最可靠的办法。

如果没有认识鉴别蛇类品种的知识，判断咬人的蛇有毒没毒是件很困难的事情。靠咬痕来判断是一种常用的方法，一般而言，被毒蛇咬伤后往往表现为一对或者两对大而深的伤口，而无毒蛇咬伤一般为一两排细密的牙痕，但这种方法并不是完全靠谱，因为有一些毒蛇的牙痕和无毒蛇非常相似。

蛇类的头型和花纹也是判断是否有毒的办法，但同样不牢靠，虽然大部分毒蛇都是三角形脑袋，但有几种毒蛇例外。大部分毒蛇都有颜色鲜艳的警告色，但这同样也不是绝对的。

所以，无论被什么蛇咬伤，都最好到医院治疗，而且最好提供蛇的尸体以便治疗。不过，如果打死蛇比较困难，甚至毒蛇仍有攻击能力，也绝不要强求，应该立即撤退到安全地带，脱离其攻击范围。如有可能，手机拍照或者至少尽量记住蛇的形态特征。

打死蛇后，你要做的第二件事情，是尽量阻止和减缓毒素的吸收。

最常用的办法是捆绑，在被咬伤肢体的近端 5 ~ 10 厘米处结扎以减缓毒素吸收。结扎需要的东西可以就地取材，手帕布条乃至内裤均可，结扎的松紧度以阻断淋巴和静脉回流为度，每 15 ~ 20 分钟可以放松 1 ~ 2 分钟，但注意避免不必要的反复绑扎和松放。

捆绑完后，要想办法清洗伤口和尽量排出毒液。如果你手边有利器的话，尽量咬牙忍住疼痛，以牙痕为中心或者在两个牙痕之间切开十字形伤口。伤口不需要太深，切到皮下就行，否则下手太狠切断血管也是很危险的事情。

切开的伤口可以用液体进行清洗，用肥皂液生理盐水都行，没有条件的话，用清水也可以。清洗的同时可以尽量挤压伤口将毒液挤出。挤压与清洗过程可以交替进行。

由同伴用嘴吸出毒液的办法现在不提倡，近十几年的研究结果认为这种做法收益极小而风险极大。理论上，只要蛇毒不入血就是安全的，但谁能保证自己没有点口腔黏膜溃烂或者龋齿之类的，所以这个办法还是不要尝试。

如果有条件，受伤的部位可以用冰块或者冰袋进行降温，以缓解疼痛，减慢毒素吸收速度，降低毒素中酶的活性和局部代谢。

被咬伤后，切记要将伤处置于低于心脏水平面位置，以减慢毒素吸收。

最后，被咬伤后一定要保持冷静，当然这也许很难。最好是伤肢制动后平放运送到医院去。但如果没有条件，就只能自己走着去医院啦，去医院时注意千万不要奔跑。再次提醒一下，去医院时别忘了带着蛇的尸体。如果没有，尽量记住蛇的形态特征。

剩下的事情，就交给医生吧。治疗毒蛇咬伤最有效的是抗毒血清，当然对于一些危重患者还要进行各种复杂的抢救处理。虽然对于有些危重患者医生还是无力回天，但生活在现代，你毕竟比克里奥帕特拉幸运多了。

卡朋特：不能承受的生命之轻

　　作为一个体重严重超标的胖子，我一直以为：减肥是世上最困难的事情，没有之一。从一个普通的农村孩子奋斗成全国顶级的烧伤中心的医生，我对自己的毅力和吃苦耐劳的精神还是很自信的。通宵达旦地复习功课我做得到，没日没夜地加班加点抢救患者我做得到，不吸烟不喝酒不打牌不玩游戏我都做得到，唯独减肥一事，却是实实在在的"臣妾真的做不到啊"！几番下定决心，几番咬牙切齿的努力，最终所有的决心都敌不过红烧肘子和烤羊肉串的香味，均以失败告终。

　　其实想想也很合理，自从人类诞生以来，几百万年的时间里，人类都和其他动物一样面临着食物匮乏的问题。我们的原始祖先每天醒来要操心的第一件事情，就是寻找足够的食物。只有那些能获得足够热量和营养的人，才能够生存下来并将自己的基因遗传下来。所以，进化之神早已经把对食物尤其是高脂肪高蛋白高热量食物的渴望，牢牢地刻进了人类的基因里。那些没有足够的动力去追逐食物的人，都在自然选择过程中被淘汰出局了。

同样，不爱运动也是刻在人类基因中的本能，在食物和热量匮乏的年代，不必要的运动意味着无意义的热量消耗，这对生存非常不利。我们可以看看非洲草原的狮子，这些万兽之王大部分时间都在慵懒安静地休息，绝不轻易消耗辛辛苦苦捕食得来的热量。只有两件事情能够驱使它们运动起来，那就是捕食和交配。

所以，所谓的"好吃懒做"其实是人类进化过程中形成的本能，几百万年来，这种本能一直在保护人类的生存和繁衍。到近代，随着工农业技术的进步，人类进入了食物大大丰富不再匮乏的时代，肥胖才开始成为困扰人类健康的问题。而减肥的两个主要手段：节食和运动，却偏偏都是违背人类本能的事情，这使得减肥对大多数人而言，成为一件艰难而痛苦的事情。

但是，无论进化还是本能有多么强大，在一种更强大的力量面前依然要黯然失色，这种强大的力量，就是女性对美的追求。在一个以瘦为美的年代，一些人（主要是年轻女性）凭着对"瘦"的执着追求，不仅战胜而且生生逆转了这种本能，甚至将自己活活饿死。这就是在明星演员以及模特之间时有报道的一种疾病：神经性厌食症。

神经性厌食症，又称厌食症，是患者自己有意通过自愿禁食、引吐、服用泻药、体育锻炼等方法过度追求苗条，造成体重明显下降至正常生理标准体重以下，并极力维持这种状态的一种心理生理障碍。厌食症多见于经济发达食物供应相对丰富的地方，也就是发达国家和发展中国家的一些城市。每天吃不上饭的穷人一般不会去追求变瘦，食物供应非常充足的地方却有人会"厌食"，这实在令人哭笑不得。厌食症主要罹及女性，男性与女性患病之比约为1:10。发病年龄多在 13～25 岁之间，正是女性最爱美的年龄。

厌食症的主要特征是强烈害怕体重增加和发胖，嫌肥爱瘦在现代社会是一种普遍现象，本身算不得病态。但厌食症患者对苗条的追求远远超出了正常的限度，在患者体重已经远远低于正常情况下，她们依然认为自己太胖，坚持禁食和减肥。

厌食症的发病原因目前有多种解释，但以瘦为美的社会审美观无疑是极其重要的原因。本来过度的肥胖和过度的营养不良都是不健康的表现。但我们现代社会在对胖深恶痛绝的同时，却对瘦情有独钟。爱美是女性尤其是年轻女性的天性，而我们的媒体和减肥产品广告每天都不遗余力地宣传胖的罪恶和减肥的种种好处，竭尽全力地营造出瘦就是美的社会审美标准和舆论氛围，潜移默化地使女性坚信苗条意味着更有吸引力和更容易成功，女性对瘦的执着追求也就难以避免。当这种追求超出了正常的限度，就会发展为病态。

除此之外，性格特征也与厌食症的发生有着重要关联。越是追求社会认同的人，越容易被社会的审美观左右。那些争强好胜、完美主义、自尊心强、敏感多疑的性格，以及遭受严重打击和挫折的女性，更有可能试图通过使自己变苗条途径来获得社会的认同并获得成功。

近些年来，对基因的研究和大脑的研究提示，1、3、4号染色体上某些基因的多态性表达与限制型厌食症有显著关联。而大脑功能障碍引起的体象扭曲，也可能在厌食症发病中占据重要地位。

厌食症患者营养摄入不足，自然会导致程度不同的营养不良，严重营养不良会造成患者代谢和内分泌紊乱，部分患者可因极度营养不良而出现恶病质状态、机体衰竭从而危及生命。厌食症的死亡率高达 5%～15%，绝大部分厌食症患者死于营养不良导致的各种并发症，多死于心脏并发症、多器官功能衰竭、继发感染等，还有部分死于自杀。而儿童和青春期的厌食症患者，还会出现严重的发育障碍。

在厌食症的众多牺牲者名单中，有一个巨星级歌手，叫作卡伦·卡朋特。

我最早接触卡朋特的歌，是她去世 10 年后的 1993 年。那时候我刚读大学一年级，和绝大部分同学一样，为了练习英语听力应付四六级考试，我买了便宜的山寨版单放机和盗版英语磁带，半娱乐半强迫地去听英文歌曲。在所有听过的歌曲中，最好听、印象最深刻的，就是那首著名的《昨日重现》(*Yesterday Once More*)，那优美的旋律，纯情而带着淡淡忧伤的嗓音，穿越时空阻隔，成为不朽的经典。

无论歌声还是人品，卡朋特都是无可挑剔的。她是一个极度的完美主义者，一生中从未放纵自己的行为，她滴酒不沾，更不碰毒品。她的纯洁在娱乐圈里属于难得的异数。然而，这个毕生追求完美的歌手，最终成了厌食症的牺牲品。说起来令人扼腕的是，卡朋特的这种性格特点，可能恰恰是她得厌食症的重要原因。她没有任何叛逆行为的纯洁，某种程度上可以视为她遵从社会规则并渴望社会认同的表现，这些社会规则自然也包括以瘦为美的主流审美观点。卡朋特争强好胜的完美主义性格，会使得她不能容忍自己"不完美"，并在内心深处将变苗条作为获得社会认同的手段之一。她对社会主流审美的迎合远远超出了正常限度，成了一种病态，最终导致了自己的悲剧。

在离开人世前，卡朋特已经和厌食症斗争了数年时间，其间接受过长达一个季度的精神心理治疗，并曾采用静脉营养的方式增加体重。有资料显示，卡朋特死前不仅进食极差，而且大量使用甲状腺素片和缓泻剂来减轻体重。在卡朋特33岁生日的前几天，即1983年2月4日，她突发心脏衰竭。医护人员起先在卡朋特的颈部还发现有微弱的脉搏，因此认为救活她的可能性很高，但是不久她的心脏情况又开始急遽地恶化。当天上午9点51分，卡朋特被宣告不治。

卡朋特的尸体解剖结果显示死亡的主要原因是因厌食症和使用吐根碱导致的心脏衰竭。吐根碱来自吐根糖浆。吐根糖浆是一种催吐剂，主要用于药物服用过量或者口服毒物时的催吐。一些厌食症患者在进食后服用吐根糖浆，将吃下去的东西再吐出来，以达到减肥的目的。

尸解结果同时显示，死亡时卡朋特呈恶病质的表现。所谓恶病质，是一种机体极度消耗和营养不良导致的症候群，多见于肿瘤晚期。患者极度消瘦，皮包骨头，腹部洼陷，形如骷髅。据说，卡朋特死亡时，体重只有 30 多公斤。

卡伦·卡朋特，一个才华横溢的巨星，就这样在一个物质极其丰富的时代，活活地把自己饿死，那美妙的歌声也从此成为绝响。是天妒英才，还是性格决定命运？无法回答。昨日无法重现，唯愿今天爱美的年轻女性引以为戒。

吸血鬼与狂犬病

　　流行文化实在是难以琢磨的东西，最近这几年，全世界的审美潮流似乎突然翻了个儿，几千年来一直充当反派的巫婆、魔法师、狼人、吸血鬼，突然全被洗得白白的，成了正面形象。我那上小学五年级的儿子整天抱着本《哈利·波特》看得津津有味；小师妹谈起《暮光之城》里的帅哥们一脸花痴；科里的护士妹妹则念念不忘算着日子追《吸血鬼日记》。面对我这样懵懵懂懂听不懂他们说啥的中青年土鳖，他们则只有鄙夷的两个字评价：麻瓜。

　　吸血鬼的传说在欧洲广为流传，传说中的吸血鬼是由人的尸体变成的丑陋、没有智力的吸血生物，与现在影视作品中的僵尸类似，而与现在那些英俊潇洒，且有特异功能的高大上形象，实在相去甚远。

　　吸血鬼里面最著名的，当属大名鼎鼎的德古拉伯爵。德古拉这个形象最初来源于爱尔兰作家布拉姆·斯托克于 1897 年出版的以吸血鬼为题材的哥特式恐怖小说。在小说中，德古拉伯爵本是虔诚的基督徒，为了对抗异教徒的侵略，他告别爱人伊丽莎白，带着对上帝的虔诚信仰走上战场英勇作战并获得胜利。不想狡诈的敌人故意散布谣言，说他在前线战死。伊丽莎白相信了谣言，悲痛万分，伤心自尽。凯旋的德古拉伯爵，见到心上人遗体后悲痛欲绝，并迁怒于上帝，认为上帝对自己不公。被悲痛和愤怒摧毁理智的德古拉伯爵背弃了上帝，变成了吸血鬼。后来有部很有名的电影《惊情四百年》就是以这个故事为背景改编的。

如果说《惊情四百年》中吸血鬼的形象还有些丑陋可憎的话，2014 年上映的《德古拉元年》里面，伯爵的形象简直和圣人差不多了。影片中他为了保护自己的妻儿和人民不被土耳其奴役屠杀，主动将自己变成吸血鬼以获得超自然的力量，并在战胜强大的敌人后选择自我毁灭，令人感动不已。

有人考证，历史上德古拉伯爵确有其人，是瓦拉几亚大公弗拉德三世，弗拉德三世在 1456 年至 1462 年间统治现在的罗马尼亚地区。他骁勇善战，在位期间一直和入侵领土的奥斯曼土耳其军队作战，并最终于 31 岁时战死沙场。在罗马尼亚人眼中，他是一位民族英雄。但这个英雄有点过于残暴，他喜欢"刺刑"，将犯人钉在削尖的木棍上，令其受尽折磨而死。他的这一爱好在《德古拉元年》里面也有体现。

这种残暴的做法实在很得罪人，所以他后来被丑化成一个住在棺材里面，晚上出来吸人血的吸血鬼，而消灭吸血鬼的办法之一就是以木棒刺穿心脏。我觉得这个办法很可能是对他恨之入骨，想以其人之道还治其人之身的那些人意淫出来的。

德古拉伯爵的城堡现在还在，在罗马尼亚中西部，位于离布拉索夫 30 公里远处，因为德古拉的故事，这里已经成为一个旅游胜地。

仔细看看传说故事中吸血鬼的特点就会发现，他们和现实中的狂犬病患者竟是如此的相似。

吸血鬼是怎么来的呢？传说故事和各种文学影视作品均遵循的说法是：被吸血鬼或吸血蝙蝠咬过的人会变成吸血鬼。

那狂犬病是怎么来的呢？

狂犬病的病原体是狂犬病毒。理论上，含有狂犬病毒的任何体液都可能成为传染源，这些体液接触到黏膜或者皮肤破损的伤口，就能进入人体内并造成感染。狂犬病毒主要活跃在唾液腺、舌部味蕾及嗅神经上皮等处，因此狂犬病的最主要传播途径就是"咬"。

虽然迄今为止全世界尚无人与人之间因为"咬"而被传染狂犬病的病例，狂犬病患者发病时也极少有咬人等攻击性行为。但是，狂犬病患者的唾液中含有大量的狂犬病毒，如果咬了人是完全可以传播狂犬病毒的。在现代医疗条件下，狂犬病患者会得到很好的隔离措施，不会有咬人的机会，即使咬了人也会通过注射疫苗等方式阻断传播。但在古代预防手段落后的情况下，人咬人传播狂犬病是完全可能发生的。

关于狼人咬伤，窃以为，所谓的狼人很可能就是被传说妖魔化的狂犬。得了狂犬病的犬类往往有极强的攻击性，而且流涎增多，尾巴夹于两腿之间。其表现恐怖而怪异，很容易被无知者演绎成"狼人"这种恐怖的东西。

蝙蝠咬伤同样是狂犬病的传播方式，尤其在北美地区。现如今由于这些地方在犬类中大规模推广狂犬疫苗注射，因此犬类已经不是狂犬病的主要传播途径，而让位于蝙蝠。

除此之外，猫、臭鼬、鼠等其他啮齿类动物，也都能够传播狂犬病毒。

传说中吸血鬼的主要特征是怕光，只能晚上出来活动，白天不敢出现。此外吸血鬼还害怕圣水、银器、十字架。

我们再看看人感染狂犬病毒后的表现。

人感染狂犬病毒后，一般会有长短不一的潜伏期，潜伏期多在1～3月，但也有小于1周或者长于1年的，新闻曾报道有潜伏期超过10年的病例。狂犬病毒进入人体后，首先在咬伤部位的肌肉组织中复制，然后通过周围的神经末梢侵入神经组织，按照从地方到中央的路线，沿神经组织逐渐向中枢侵袭，速度大概是3mm/小时，待全面入侵脊髓、脑干及小脑后，再按照中央到地方的路线，由中枢神经向外周大举入侵，破坏支配各个脏器的神经功能，最后导致患者死亡。

狂犬病患者的典型临床症状就是怕光、怕风、怕水。不是一般的怕，而是一种极度的恐惧。

传说中吸血鬼怕光，只敢晚上出来活动，这完全符合狂犬病患者怕光的表现。传说中吸血鬼害怕银器，可能是银器较为光亮，所以他们怕的其实是银器的闪光。

传说中吸血鬼怕加持过的圣水，而狂犬病患者尤其怕水，狂犬病还有个名字叫恐水症，患者往往极度口渴却不敢喝水，强行喂水也无法下咽。当然，现实中的狂犬病患者什么水都怕，不只是害怕圣水，甚至听到水声都能引起严重的咽肌痉挛。说吸血鬼害怕圣水还畏惧十字架，这应该是属于给教会脸上贴金了。

还有一种可能性就是：在宗教占统治地位的年代，当有人狂犬病发作时家人往往会求助牧师，牧师会拿着十字架和圣水来做法。而狂犬病患者发病后死得很快，这就给人一种圣水和十字架消灭了吸血鬼的错觉。

狂犬病病毒在世界范围分布广泛，而亚洲和非洲的农村地区是重灾区，每年有55000人因感染狂犬病而死，其中大多数小于15岁。我国年均2400人左右死于狂犬病，仅次于印度排世界第二，其中主要原因是狗咬伤。

与霍乱天花鼠疫等烈性传染病不同，狂犬病的传播途径相对单一，难以出现大规模爆发性流行，千百年来对人类健康的威胁相对有限。狂犬病最可怕之处，在于它至今保持着一项所有其他传染病均不可能超越的记录：一旦发作，死亡率几乎百分百。加上"几乎"二字纯属为了严谨，目前全球虽有狂犬病发病后存活的个案，但这极少量个案不仅治疗方法难以在其他患者身上重复疗效，其诊断也存在争议。

帮助人类战胜狂犬病的，不是上帝，不是十字架和圣水，而是上帝派往人间的天使，人类历史上最伟大的科学家之一，有"微生物学之父"称号的路易斯·巴斯德。

路易斯·巴斯德在近代科学史上是神一般的存在，他的贡献涉及到几个学科，但他的声誉则集中在保卫、支持病菌论及发展疫苗接种以防疾病方面。这其中任何一个贡献，都足以令他名垂青史。

1885 年，一个绝望的母亲，带着她 9 岁孩子来到了巴斯德的研究所，孩子名字叫梅斯特，被疯狗咬伤，一旦发病，必死无疑。

此时，巴斯德已经研究了狂犬病 5 年的时间。

限于当时的技术条件，人类尚无法看到狂犬病毒。巴斯德经过艰苦的努力，最终确定病原体存在于患狂犬病动物的脑和脊髓中，而且是一种比病菌更微小，能够通过超滤器的微生物。

巴斯德在此前的研究中发现，微生物经过传代后毒性可能会降低。1882 年，巴斯德在牛脑中分离到一株狂犬病毒，他把这株病毒在兔脑内连续传代 90 代。在传到 50 代时，病毒的潜伏期由原来的 15 天缩短为固定的 7 天，而且毒力有所减弱，成为固定毒。1885 年，巴斯德尝试用固定毒感染家兔，在发病 7 天后取出脊髓并干燥，制成了减毒活疫苗。

根据干燥时间的不同，疫苗的毒力也不相同。巴斯德尝试先给犬类注射毒力最弱的病毒，然后依次注射毒力越来越强的病毒，让被感染的动物获得对狂犬病毒的免疫力。

动物身上的实验成功了，但是用在人身上的效果如何，他并不清楚。

面对这个可怜的孩子和母亲期盼的眼神，巴斯德最终决定冒险一试。他给孩子注射了狂犬疫苗，希望赶在狂犬病毒发作前让他获得免疫力。

巴斯德成功了，这个幸运的孩子，成了人类历史上第一个从狂犬病魔爪下逃生的幸运儿，后来他成了巴斯德研究所的看门人。

1895 年 9 月 28 日，72 岁的巴斯德因尿毒症去世，葬在巴斯德研究所的一个教堂里。1940 年纳粹德国占领巴黎，在巴斯德陵前守卫了数十年的梅斯特自杀身亡，时年 64 岁。

1889 年，巴斯德宣布狂犬疫苗研制成功。肆虐千百年的狂犬病，终于遇到了自己的克星。

一百多年过去了，狂犬疫苗的制备工艺已经发生了翻天覆地的变化，巴斯德的减毒疫苗早已经被更安全的灭活疫苗替代。但从巴斯德年代到现在，人类应对狂犬病的手段始终未变：无法治疗，但可以预防，而预防的最核心的措施是狂犬疫苗注射。

一旦出现狂犬病毒暴露或者可疑暴露，应该在妥善处理伤口的同时，按照标准流程注射狂犬疫苗，对于部分患者，还需要注射狂犬病毒抗体。任何人在被动物咬伤后都应及时就医，按照医生的建议进行必要的处理。

这些年，有这么一种说法流传很广：中国对被动物咬伤患者进行的狂犬疫苗注射过多过滥，99.8% 的注射是不必要的。这种说法其实并不准确而且误导性很强。也许，在美国和一些欧洲国家可能确实是不需要注射疫苗的，但这不等于在中国同样不需要注射，这是由在不同国家、不同的病毒流行程度所决定的。

世界卫生组织认为：当狂犬病疫苗接种覆盖率超过 70% 方能有效控制狂犬病。美国通过大规模的犬类疫苗接种，已经有效控制了狂犬病，在北美地区，狂犬病的主要传播渠道已经是蝙蝠而不是犬类。而在我国，犬类疫苗注射率远远低于 70%，这使得我国犬类携带狂犬病毒的可能性远远高于美国。既然被中国狗咬伤后感染狂犬病毒的概率远远高于美国，所以我们不得不采取更积极的预防措施。

被健康犬咬伤要不要接种狂犬疫苗？如果确定犬是健康的，没有感染狂犬病毒，当然不需要。但问题是，对于这个"健康"的判断却是很困难的事情。一些外观健康犬的脑组织亦能检测或分离到狂犬病毒。而且我们不要忘记：狂犬病一旦感染死亡率几乎是100% 的，而狂犬疫苗注射非常安全。在这种情况下，即使被外表看起来健康的犬类咬后，依然应该进行疫苗注射。

被注射过狂犬疫苗的犬咬伤后要不要接种狂犬疫苗？在欧洲很多国家和美国是不需要的，我国部分专家也支持这种说法。但问题是，接种狂犬疫苗并不能 100% 保证被接种动物避免狂犬病毒感染。换言之，小部分接种过狂犬疫苗的犬产生不了对狂犬病毒的永久抵抗力，仍然可以感染和传播狂犬病毒。欧美通过对犬只大规模狂犬疫苗接种已经切断了病毒在犬类中的传播，而中国远远做不到这点。作为狂犬病流行地区，很遗憾，在中国被接种过狂犬疫苗的狗咬伤后，还是注射疫苗比较安全。

咬人的动物观察 10 日未发病是否可以停止注射狂犬疫苗？世界卫生组织建议对猫、狗造成的狂犬病毒暴露采取"10 日观察法"，即在 10 天内对致伤的动物进行观察，如果 10 天内动物没有出现狂犬病症状，则伤者可停止后续的暴露后处置。这种方法是科学可靠的，但仅限于家养宠物猫和狗，尚没有可靠证据证明可以适用于其他动物。而且 10 日观察法在我国并不实用，由哪个部门派人负责观察都是大问题，还不如直接按照标准流程注射疫苗省事。

被啮齿类动物如老鼠咬伤后是否有必要接种狂犬疫苗？ 2012年，WHO 国际狂犬病专家磋商会发布的报告认为：除极特殊情况之外，被老鼠咬伤均不需要接种狂犬病疫苗。不过，国内专家对此众说纷纭。我国大部分地区属于狂犬病的高发区，并且曾经有过被老鼠咬伤导致狂犬病的案例，被老鼠咬伤后感染狂犬病毒的概率确实很低，但并非绝对安全。在这种情况下，最好就是告诉伤者感染风险极低，但并非是零，然后由其自行决定是否接受预防注射。

救人良药何以成为杀人毒药：
流行音乐天王迈克尔·杰克逊之死

  2009年6月25日，对全世界的流行音乐迷来说都是一个悲伤的日子，这一天，流行音乐之王，拥有包括总唱片销量和单张唱片销量两项世界第一在内的十项吉尼斯世界纪录的一代天王迈克尔·杰克逊，在他位于洛杉矶荷尔贝山租赁的住处逝世。他的私人医生康纳德·穆里曾试图急救但没有成功。救护人员在几分钟后抵达现场，对他进行了心肺复苏并将其紧急送往加州大学洛杉矶分校附属医疗中心急救，当地时间2：26，迈克尔·杰克逊被宣告死亡。

  杰克逊逝世的这条新闻迅速在网络上传开后，暴增的访问量一时间造成了维基百科和推特服务器崩溃，谷歌最初甚至认为这极短时间内数以百万计的以"迈克尔·杰克逊"为主题词的搜索是遭遇到了DDOS攻击，所以阻止了有关迈克尔·杰克逊的搜索长达30分钟。

  迈克尔·杰克逊是一个无争议的天才。我不是他的歌迷，对流行音乐也无感，但也能哼唱几首迈克尔·杰克逊的歌，尤其喜欢那首《地球之歌》(Earth Song)。那宛如天籁般空灵优美的声音，让人百听不厌。

迈克尔·杰克逊给无数人带来了无尽的欢乐，但是他的人生却远远谈不上幸福。他和父亲关系很差，据说自幼被父亲虐待。他身患严重的白癜风和红斑狼疮，长期被病痛折磨。他多次官司缠身，1993 年，他被控性侵儿童，为了证明自己的清白，他裸体接受生殖器检查，最后更是被迫以 2200 万美元的代价庭外和解。2003 年，他再次被控猥亵儿童，经历长达一年的取证调查，他的全部 10 项指控被裁定为无罪。但是，这两次指控对他的声誉造成了严重的负面影响，也对他的精神和心理造成了沉重的打击。

杰克逊死后，他的死因一度成为人们关注的焦点。验尸官在迈克尔·杰克逊体内发现了三种药物成分，分别是劳拉西泮、咪达唑仑和异丙酚，前两种是镇静催眠药物，而异丙酚则是一种快速强效的全身麻醉剂。验尸官同时证实：迈克尔·杰克逊生前身体很健康。

根据尸检结果，验尸官认为异丙酚是直接致死的原因，同时将天王之死明确定性为他杀。理由是：1. 验尸表明，致死的异丙酚和其他镇静催眠药物是由其他人注射的；2. 异丙酚是在非正常医疗状况下被注射的；3. 为病人注射异丙酚不符合基本安全要求，注射异丙酚时应该进行基本的心电监护，应精确计量并准备好复苏设备，但这些都没有做到；4. 基于尸检判断，这些异丙酚不可能由病人自行注射。

那么，导致一代天王陨落的异丙酚到底是何种药物？杰克逊为什么要使用异丙酚？异丙酚又如何导致了天王的死亡呢？

异丙酚是一种麻醉科和重症监护病房常用的药物，该药已广泛应用于临床各科麻醉及重症病人镇静，深得医生青睐。由于异丙酚是乳白色的液体，常被临床医生戏称为"牛奶"。它是一种快速强效的全身麻醉剂。异丙酚的优点是起效快代谢也快，麻醉作用强大而短暂。异丙酚经静脉使用后，很短时间内就可以让病人进入麻醉状态，而停止使用后，几分钟内患者就可以迅速而平稳地苏醒，而且苏醒后恶心呕吐等不良反应极少，很多患者还有很舒服的感觉。

但是，异丙酚并非完美无缺，和所有药物一样，异丙酚同样有自己的副作用。而最危险的一个副作用，就是可以引起呼吸抑制，导致呼吸停止。鉴于此，异丙酚的使用有非常严格的规定，只限麻醉医生和重症病房医生使用。使用异丙酚的时候，医生应当严格掌握剂量，避免出现呼吸抑制。同时，应当有相应的设备密切监护患者的呼吸和血氧饱和度。一旦出现呼吸抑制，医生应当立即停药或者减量，并设法保持患者呼吸道通畅，同时及时给氧，必要时要给予气管插管，建立人工气道，并给予人工或者机械通气维持呼吸。由于异丙酚作用时间极短，停药短时间内，患者呼吸即可恢复。

说白了，异丙酚是一种极其安全的麻醉良药，但前提是必须由有资质的医生正确使用。而迈克尔·杰克逊的私人医生康纳德·穆里完全没有做到这一点。

根据穆里的供词和媒体的报道，我们可以大体还原一下事情的经过：由于精神压力比较大，迈克尔·杰克逊长期服用多种药物，其中包括镇静和镇痛药物，并形成了严重的药物依赖。后来，迈克尔·杰克逊长期被失眠困扰，而常规的镇静催眠药物对他已经没有明显效果，于是他的私人医生穆里违规使用了异丙酚帮助他睡眠。至 2009 年 6 月 25 日前，迈克尔·杰克逊已经使用异丙酚长达 6 周时间。

6 月 25 日那天，迈克尔·杰克逊因为演出彩排，精神焦虑紧张难以入睡，穆里医生在先后使用安定、劳拉西泮、咪达唑仑无效后，再次给他使用了异丙酚。用药约 10 分钟后，迈克尔·杰克逊睡着了，但没有像往常一样打鼾。于是穆里离开了房间，数分钟后当他返回时，发现迈克尔·杰克逊已经没有了呼吸和心跳。据穆里称，他只给迈克尔·杰克逊使用了 25mg 的异丙酚，但是有专家认为，使用量超过 100mg。穆里称他只离开了房间 2 分钟，作为医生的我对此深表怀疑，2 分钟的呼吸停止，只要复苏及时得当，存活的希望还是比较大的，应该不会导致死亡。

回顾迈克尔·杰克逊的死亡经过，他的私人医生穆里犯有不可饶恕的过错。

第一，治疗方案选择不当。迈克尔·杰克逊有严重的药物依赖和失眠，针对这两种情况，现代医学都有完善的治疗方案。迈克尔·杰克逊的药物依赖与长期的违规使用药物有关，但并非毒瘾般难以戒除。而他的失眠很大程度上是由于长期的心理压力和精神焦虑造成的。迈克尔·杰克逊需要的是一个包括心理医生在内的医疗团队，帮助他摆脱药物依赖，舒缓心理压力，回归健康的生活方式。而穆里不仅没有帮助天王选择正确的治疗方法，反而迁就患者，饮鸩止渴，完全违背了医生应有的道德操守。

第二，违规使用药物。异丙酚是一种麻醉药物，临床上仅用于全身麻醉和重症病房严重躁动患者的镇静。异丙酚绝非是一种健康人使用的催眠药物，穆里把异丙酚当成催眠药物使用，而且使用时间长达 6 周，完全是对现代医疗手段的滥用。

第三，异丙酚的使用有明确的资质要求，应该由麻醉医生或者重症监护病房医生使用，而穆里是个心内科医生，完全没有使用异丙酚的经验和资质。一旦患者出现呼吸停止这样的严重副作用，他并没有麻醉医生和重症病房医生那样快速开放人工气道的技术和能力。

第四，由于异丙酚有导致呼吸停止的副作用，使用时应当有必要的监护设备以及抢救设备。要对患者的呼吸情况和血氧饱和度进行密切的检测，以免意外。而穆里用药时不仅没有给迈克尔·杰克逊进行必要的监护，还离开了房间。这种将患者置于危险境地的行为无疑是极其不负责任的。

第五，用药后处置不当。实际上，迈克尔·杰克逊入睡后没有像往常一样打鼾，是一个非常危险的征兆，这提示迈克尔·杰克逊很可能已经出现了呼吸抑制。这时候穆里应该认真观察患者的呼吸情况，而不是离开房间。而当他发现迈克尔·杰克逊呼吸停止后，应该立即给予心肺复苏等抢救措施。如果他做到这些，迈克尔·杰克逊或许还有一线生机。

根据验尸结果，迈克尔·杰克逊死前身体非常健康。他的药物依赖和失眠虽然困扰他已久，但绝不至于导致其死亡。而异丙酚作为一种临床使用广泛的药物，其安全性得到公认。但是，由于他的私人医生错误地使用现代医疗技术和药物，最终导致了他的死亡。一代巨星，死于如此低级的医疗事故，实在令人唏嘘不已。

现在问题来了：迈克尔·杰克逊并没有心脏病，他的主要问题是药物依赖和失眠。以他的名气和经济实力，什么世界一流的专家请不来，为何非要请一个毫无节操的心内科医生做自己的私人医生呢？

这就涉及另外一个复杂的话题：医患关系。

医疗过程，是一个医患双方合作的过程，需要医生和患者同心同德通力合作。医疗行业有服务行业的某些特点，但也有自己鲜明的绝不等同于一般服务行业的特点。

你去饭馆吃饭，可以提出各种要求，这盘菜多放点辣椒，那盘菜少放点盐，只要你有钱付账，饭馆完全可以按照你的要求来做，最后双方皆大欢喜，互相满意。但这套做派在医院行不通，因为医疗是个非常规范非常严谨而且专业性极强的行业。在医疗过程中，医生也会和患者做认真的沟通交流，也会尊重患者的意见。但是，这种尊重很多时候其实就是两个选项：接受还是不接受。医生绝不可能容许患者对治疗方案指指点点，提出各种要求，更不可能因为患者的要求违背诊疗规范和随意修改方案。

举个简单例子：你得了阑尾炎，医生会建议你手术，并告知你手术的风险和不做手术的后果。你可以拒绝手术，无论你的选择是否正确，医生必须尊重，不可能医生认为应该手术就违背你的意愿强行把你按在手术台上。但是，如果你要求医生做手术时不消毒不麻醉不结扎不缝合不止血，那医生肯定不会答应。

由于医疗的专业性和严谨性，以及其事关健康生死的特殊性，决定了医疗过程只能由医生主导。一旦由患者主导，那就必然出现各种严重问题。这就是为什么医生远比餐馆服务员强硬的原因，也是很多把医院当成餐馆的患者对医院和医生不满的原因，也是我总觉得那些谈起医疗改革动辄拿饭馆做例子的经济学家都是白痴的原因。

迈克尔·杰克逊毫无疑问主导了自己的治疗。我相信，他在聘用穆里之前肯定是寻求过很多知名的专业医生帮助的。但是，这些医生的意见都不合他的意，也拒绝为他进行饮鸩止渴式的严重违背医疗规范的治疗。最终，他选择了一个听他话的医生，也就是最终害死他的穆里。

而穆里，可以说是一个毫无医德毫无操守的医生，在迈克尔·杰克逊的金钱面前，他放弃了做医生的全部底线，滥用现代医疗技术和药物，一味地迁就和满足患者；迈克尔·杰克逊不想戒除药物依赖，他就给天王提供各种他要的药物；迈克尔·杰克逊想睡觉，他就给天王使用催眠药物。普通催眠药物无效，他就违规使用异丙酚。

2011 年 11 月，迈克尔·杰克逊的私人医生康纳德·穆里被判过失杀人罪名成立，被判入狱四年，于 2013 年服刑两年后获释。

穆里最终身败名裂，可一代天王却再也回不来了。当医生成为金钱的奴隶，本来救人的良药，也就成了杀人的毒药。

最后，说一个小小的插曲。1993 年指控迈克尔·杰克逊性侵的当事男孩，在迈克尔·杰克逊死后，出于良心的责备，公开承认自己没有被性侵，而是父亲贪图钱财，逼迫他说了谎。被污名缠身十几年的迈克尔·杰克逊，总算得以清清白白地离开了。

乳腺癌：陈晓旭与安吉丽娜·朱莉的不同命运

按照现代人的审美标准，巨乳才是性感美丽的象征。这令乳房天生小巧的东方女性备受压抑，同时也催生了隆胸产业的高度发达，无数的整形医生靠这门手艺赚得盆满钵满。但可能令你大跌眼镜的是：西方以胸大为美不过是近百年来的事情。古希腊直到古罗马，女性都是以胸小为美的。那时候对完美乳房的要求是：不可超过一握。

那个年代的女性是很悲摧的，她们整天想办法把乳房弄小。一个有记载的小乳偏方，是把兔子内脏切碎和蜂蜜混合敷在乳房上。还有一个办法就是用胸衣玩命勒，这和中国的缠足有些神似。那时候医生的工作之一是处理长时间压迫导致的乳头内陷。

单从功能角度，女性长出大乳房似乎是不利的。尤其在原始社会，带着这么两个累赘劳动其实很不方便。事实上，很多哺乳动物的乳房都是临时性的，只到哺乳时期才发育起来，平时是不隆起的。

但人类进化出貌似不合理的大乳房，自然有其合理的理由。《裸猿》的作者德斯蒙德·莫利斯认为：人类进化出非哺乳状态下的大乳房最主要的作用，是传递性信息。

灵长类的性成熟周期比较长，比如，人类需要十几年的时间。发育未成熟的灵长类雌性是不宜交配的，所以雌性发育成熟适合交配后，需要让自己和雄性知道。

四足行走的灵长类包括人类先祖，一般采用后入式交配。雌性用来宣示性发育成熟可以交配的器官，是翘起的臀部和猩红的阴唇。因为在四足行走的情况下，这两个部位最容易被看到。

但人类站起来之后，视野变高了，臀部和阴唇变成了相对私密难见的部位。而四足状态时比较隐蔽的胸部，却变得特别容易被看到。所以，人类用隆起的胸部和红红的嘴唇替代了臀部和阴唇，作为性成熟的宣示，于是，女人的胸部和嘴唇也理所当然成为男人关注和引起性冲动的部位。

此外，丰满的乳房还有一个作用，就是显示自己营养良好，有足够的脂肪储备，这对生育至关重要。

所以，丰满的乳房其实是向雄性宣示：我发育成熟，营养良好，适合生育，快来交配吧。这就解释了雄性为什么对大胸趋之若鹜。

因此，从进化的角度讲，男性喜欢大胸是再正常不过的。喜欢小胸的审美，应该和喜欢小脚一样，属于特定时期的变态行为吧。

为什么东亚女性的乳房普遍偏小呢？根据发表在《细胞》(cell)上的一篇文章，这是大概 3.5 万年前东亚人种一次基因变异的结果。

由于这次基因变异，东亚女性出现了汗腺发达、铲形门齿、黑发直立，以及比较悲摧的乳房较小等特征。这次变异直接导致了东亚女性在胸器大小上完败于西方。

乳房大部分是脂肪，而脂肪一般首先沉积在腹部和大腿等部位。所以，增肥的时候，往往是胸最后才大，而减肥的时候，胸往往最先变小。

这真是一个悲伤的故事。

女性乳房为人类生存繁衍立下了不可磨灭的功勋，也为女性增加了诸多魅力。但同时，女性的乳房也会造成很多麻烦，其中最大的麻烦就是乳腺癌。乳腺癌99%发生在女性，男性仅占1%。乳腺癌发病率位居女性恶性肿瘤的第一位。《中国抗癌协会乳腺癌诊治指南与规范》建议：40岁以下妇女一般每1～3年进行一次乳腺检查，40～60岁每年1次，60岁到69岁的妇女每1～2年1次，有乳腺癌家族史的女性则无论什么年龄都应该接受每年1～2次的乳腺检查。

人类被乳腺癌困扰的历史由来已久，我们至今能在古代艺术作品中找到它的影子。1654年，著名画家伦勃朗创作了一幅油画《沐浴的芭特叶巴》，芭特叶巴是《圣经》故事中的人物，传说大卫垂涎她的美色，霸占了她并故意害死了她的丈夫。这幅画就是描述她洗澡的时候接到丈夫死讯的场景。油画中的芭特叶巴是伦勃朗按照自己模特的形象画的，而后人在这幅画中发现了相当典型的乳腺癌痕迹。

画中的芭特叶巴左乳有非常明显的隆起，局部皮肤有酒窝样和橘皮样的改变，左腋下还有明显包块。而乳腺癌最常见的早期表现是乳房出现无痛、单发的小肿块，肿块与周围组织分界不清，随着肿瘤增大，可引起乳房局部隆起。乳腺组织中存在很多与皮肤垂直的韧带，当肿瘤侵犯了这些韧带，就会牵拉皮肤使之凹陷，出现酒窝样的改变。随着肿瘤进展，皮下淋巴管被堵塞，真皮组织出现水肿，则会出现橘皮样改变。随着肿瘤的发展，瘤细胞会向腋窝淋巴结转移，导致局部淋巴结肿大，出现左腋下包块。

据说，伦勃朗的这位模特两年后就去世了，这也符合乳腺癌的表现。

进入 21 世纪，有两名著名女星先后与乳腺癌正面遭遇。两人选择了截然不同的应对策略，而各自结局也令人唏嘘不已。

2007 年 5 月 13 日，1987 年版《红楼梦》中林黛玉的扮演者，一代巨星陈晓旭因乳腺癌去世，年仅 42 岁。1987 年版《红楼梦》几乎是不可超越的经典，而由陈晓旭塑造的聪明、任性、痴情、多病的林妹妹，更是像从书中走出来般活灵活现。而她的人生经历包括她的死亡，又惊人地契合了《红楼梦》中林妹妹的轨迹，不知令多少人扼腕叹息。

据媒体报道，早在 2006 年 4 月左右，陈晓旭就已经被诊断为乳腺癌二期。如果陈晓旭在这个阶段选择规范的现代医学治疗，是完全可能做到长期生存的。但是，尽管家人亲友反复劝说，身为佛教徒的陈晓旭依然坚决地拒绝了西医治疗。她先是吃中药治疗，后来病情不见好转，她以为中医效果慢，就这样一直拖着，直到后来病情越来越重。对中医失去信心的陈晓旭，又选择了寻求佛法的帮助，她正式剃度，皈依佛门，希望用佛法挽救自己的生命。

2006 年 10 月，陈晓旭开始在长春的百国兴隆寺闭关修行。2007 年 3 月，她转到深圳某封闭的道场继续修行。4 月末，她已经起不来床了，整个人瘦得只剩皮包骨头，体重才 70 来斤。在陈晓旭重病期间，家人还在劝其就医，甚至把医生从北京请到了深圳。可是稍一转念的陈晓旭在看到医生后，又坚决拒绝就医。2007 年 5 月 13 日，42 岁的陈晓旭匆匆走完了自己短暂的一生。花谢花飞花满天，红消香断共扼腕。

根据北京肿瘤医院数千例乳腺癌病人的随访资料显示：一、二期乳腺癌的五年生存率为 94% 和 83%，十年生存率为 87% 和 67%。早期发现乳腺癌可以大大降低死亡率。同时，有约 51% 的患者可以行保乳手术，免受乳房切除之苦。

除了手术外，部分乳腺癌的患者还需要放疗和化疗。很多人对化疗畏之如虎，认为毒副作用太大，因此抵触化疗。其实，这种抗拒并没有道理。

不能否认，虽然药物不断升级换代，但目前来说，化疗药物的毒副作用确实比较大。会引起头发脱落、白细胞下降、恶心呕吐等化疗反应。但医疗决策从来是两害相权取其轻，两利相权取其重。

目前的标准化疗方案，基本都是经过严格的验证证明收益远大于代价的。在化疗期间，医生也会密切监测患者身体的情况，并采取多种措施减轻化疗副作用。

很多患者连续经历手术和化疗打击，会有一段身体比较虚弱的时期，但只要挺过这段时期，体质就可以慢慢恢复。

那些早期发现又采取规范治疗的患者，很多可以获得长期的高质量生活的存活。以陈晓旭的条件，她完全可以得到早期最好的治疗，完全可以为自己争取到长期生存的机会。但是，她主动拒绝了这一切，最终红消香断，令人扼腕不已。

与此形成鲜明对比的，是美国明星安吉丽娜·朱莉。安吉丽娜·朱莉给中国观众印象最深刻的，大概是《古墓丽影》中那个健美、性感、一身现代气息的劳拉。劳拉的形象，与柔弱、凄婉，充满古典美的林妹妹截然相反，而她们面对同一种疾病的威胁，也做出了完全相反的选择。

2013 年，年方 38 岁的安吉丽娜·朱莉做出了一个举世瞩目的决定：切除双侧乳腺（注意是乳腺而不是乳房，很多人把这搞混了）。朱莉的母亲在与癌症抗争近 10 年之后，于 56 岁去世，她担心自己遗传了母亲的基因缺陷，于是做了基因检查，发现自己是 BRCA1 突变基因携带者。

1990 年，研究者发现了一种直接与遗传性乳腺癌有关的基因，命名为乳腺癌 1 号基因，即 BRCA1。这个基因有抑制癌瘤形成的作用，当这个基因发生突变后，突变基因携带者患乳腺癌的可能性大大增加。据医生估计，安吉丽娜·朱莉得乳腺癌的可能性高达87%。

得知这个消息的安吉丽娜·朱莉选择了进行预防性乳腺切除手术。她的手术是分期进行的。第一步是乳头迟延手术，断开乳头与乳腺的血运连接，以刺激乳头供血血管的代偿性增生。第二期手术切除了乳头和乳房表面皮肤之外的所有乳腺组织，同时埋藏扩张器防止组织回缩。最后是以假体进行乳房重建，恢复乳房的外观。

安吉丽娜·朱莉的手术取得了圆满成功，不仅极大地降低了自己得癌症的概率，而且保留了美丽性感的乳房。

我喜欢《红楼梦》，喜欢林妹妹；同时我也喜欢《古墓丽影》，喜欢劳拉。对比拒绝科学早早离世的陈晓旭和选择科学让自己健康生存的安吉丽娜·朱莉，作为医生，我只有痛惜前者的固执，而赞赏后者的智慧。

陈晓旭是个有信仰的人，是一个虔诚的佛教徒。但是，是不是有了信仰，就可以拒绝科学拒绝医生呢？答案无疑是否定的。

有这样一个故事：有一位信徒非常笃信上帝，在一次洪水中，他爬上房顶一心等待上帝的救援。一块木头漂过来，他推开了；一条小船开来了，他拒绝了；一架直升机赶来了，他又拒绝了。最后他被淹死了。到了天堂，他怒气冲冲地责问上帝为什么抛弃他，而他是那么相信上帝。上帝说：我已经为你派去了一条船、一架直升机，还亲自推了一块木头给你，你都不接受，这怎么能怪我呢？

　　而陈晓旭呢？她拥有早期发现乳癌的条件，拥有得到国内最好医生最好医院提供的最好的治疗的条件，可惜她自己拒绝了。

　　我佛慈悲，然佛法无边，难度无缘之人。那些优秀的医务人员，哪个不是上天派来帮助患者的天使？你拒绝医生和科学的同时，何尝不是拒绝了佛祖和上帝的恩赐？而那些蒙蔽患者，引诱患者拒绝正规医学治疗的所谓大师，又有哪一个，不是亵渎佛法亵渎上帝的骗子和神棍？

维多利亚女王的血友病基因
与俄罗斯十月革命的爆发

　　1840 年 6 月，由 47 艘舰船和 4000 名陆军组成的远征军抵达中国广东珠江口外，封锁海口。当时世界人口最多的国家中国和世界上最强大的国家英国，发生了有史以来的第一次战争，也就是著名的"鸦片战争"。战争的结果：清政府惨败，割地赔款，签订了历史上第一个不平等条约《南京条约》。中国长达百余年的屈辱近代史，从此拉开了序幕。

　　与大清帝国的暮气和没落相反，当时的英国，正处在历史上最辉煌的维多利亚时代。维多利亚女王是英国历史上在位时间最长的君主，在位时间长达 64 年。她在位的那段时间，是英国最强盛最繁荣的"日不落帝国"时期。当时的英国，有鲜花着锦烈火烹油之盛。它的领土达到了 3600 万平方公里，经济份额占全球的 70%，贸易出口更是比全世界其他国家的总和还多上几倍。

　　英国人得意扬扬地记载："北美和俄国的平原是我们的玉米地；

芝加哥和敖德萨是我们的粮仓；加拿大和波罗的海是我们的林场；
澳大利亚、西亚有我们的牧羊场；阿根廷和北美的西部草原有我们
的牛群；秘鲁向我们送来它的白银；南非和澳大利亚的黄金则流到
伦敦；印度人和中国人为我们种植茶叶；而我们的咖啡、甘蔗和香
料种植园则遍及印度群岛；西班牙和法国是我们的葡萄园；地中海
是我们的果园；长期以来早就生长在美国南部的我们的棉花地，现
在正在向地球的所有的温暖区域扩展。"

维多利亚女王还有一个外号："欧洲的祖母"。看流传下来的画
像，女王长得远远算不上漂亮，相貌平平，又矮又胖，身高据说只
有 152 厘米。但据说女王的子女都很漂亮。欧洲王室历来有通婚的
习俗，而英国是当时世界上最强大的国家，所以维多利亚女王的子
女自然成了欧洲王室追逐的对象。别说人家是白富美，哪怕是黑富
丑呢，只要占上一个"富"字，其他的都好商量。

联姻使得维多利亚女王的后代遍布普鲁士、西班牙、俄罗斯等
欧洲王室。同时在欧洲王室传播开的，还有维多利亚女王身上的血
友病基因。

血友病为一组遗传性凝血功能障碍的出血性疾病，患了血友病
的人，体内与凝血有关的物质合成出现障碍，导致患者血液难以凝
结。一旦因外伤等原因导致出血，伤口出血往往难以止住。严重的
血友病患者甚至会出现自发性的出血。在没有输血技术和补充凝血
因子技术的年代，严重的血友病患者，一个小小的伤口都可能导致

失血过多而死亡。

血友病分三种：分别称为血友病 A、血友病 B 和血友病 C。除了极其罕见的血友病 C 是常染色体隐性遗传外，其余两种都是性染色体（X 染色体）连锁隐性遗传。

人类有 23 对染色体，其中 1 对染色体是决定性别的，称性染色体。对于男性，这对染色体是 XY，对于女性，这对染色体是 XX。而导致血友病的基因，就在 X 染色体上。

男女生育的后代，各复制父母一半的染色体。母亲将两条 X 染色体中的 1 条，父亲将 XY 染色体中的 1 条传给后代。如果后代从父亲那里得到的是 X，生的就是女儿，如果得到的是 Y，生的就是儿子。所以说"生男生女，老爷们是关键"。

如果母亲的两条 X 染色体上有一条携带了血友病的缺陷基因，而父亲是正常的，那么在生育后代的时候就会发生以下几种可能：

可能性 1：母亲提供的 X 染色体是正常的那一条，那无论父亲提供的染色体是 X 还是 Y，都不会有事，也就是生儿子没关系。

可能性 2：母亲提供的 X 染色体是携带了血友病基因的缺陷染色体。那么，如果父亲提供的是 Y，就会生下一个有血友病的男孩。而如果父亲提供的是 X，则生出一个和母亲一样有一半 X 染色体有缺陷的携带血友病基因的女儿。由于血友病是隐性遗传病，只要有一条 X 染色体正常，携带者就不会得血友病。所以，这个携带了血友病基因的女孩，能够健康地长大，然后把缺陷基因传给后代。

综合计算下来，一个携带血友病基因的女性和一个正常男性结婚，她生的男孩有一半可能是健康的，一半可能是血友病患者。而她生的女孩，虽然不会得血友病，但会有一半携带血友病基因——正如维多利亚女王。

维多利亚女王共生育了9个孩子，其中两个女孩，艾丽斯和比阿特丽斯继承了母亲的血友病致病基因，是血友病基因的隐性携带者。4个男孩子中有3个也患有血友病，但对此情况当时无人知晓。因此，英国和欧洲皇室联姻的结果，是将血友病基因在欧洲皇室蔓延传播开来，至少导致4个皇室陷入这场灾难，其中包括俄罗斯皇室。血友病基因累及俄罗斯皇室，某种程度上导致了十月革命的爆发。

带有血友病致病基因的艾丽斯嫁到德国黑森家族，她的两个女儿，艾琳和阿利克斯，不幸成为血友病基因携带者。艾琳长大后嫁到德国普鲁士家族，而阿利克斯则嫁给了俄国沙皇尼古拉二世。

维多利亚女王的另一个携带血友病基因的女儿也嫁到了德国的黑森家族，生下了一个女儿也叫维多利亚，小维多利亚带着来自外祖母的血友病基因遗传嫁给了西班牙国王，使西班牙王子亚丰素患上了血友病。

其他的姑且不表，咱们只说俄罗斯这边。

1894年11月26日，维多利亚女王的外孙女阿利克斯嫁给俄国沙皇尼古拉二世，成为俄罗斯的皇后，名字也按照俄罗斯的传统改为亚历山德拉·费奥多罗芙娜。亚历山德拉·费奥多罗芙娜先后生了 5 个孩子，但只有一个是儿子，也就是 1904 年出生的阿列克谢。阿列克谢是唯一的儿子，也就自然成为皇太子。然而糟糕的是，沙皇这唯一的儿子，也就是俄罗斯唯一的继承人，竟继承了母亲的血友病基因，成为一名血友病患者。

阿列克谢出生不久被医生诊断为血友病，这可急煞了父母。俄罗斯当年也是世界上响当当的国家，领土广阔，实力强大。作为俄罗斯的统治者可谓富有四海权倾天下，然而，有钱难买命，无权可免死。在群医束手、沙皇夫妇几近绝望的情况下，近代世界史上最著名的神棍，后来断送了俄罗斯皇朝的拉斯普京出场了。

当时，俄国沙皇和皇后笃信神秘主义，喜好招待各种神棍骗子，并常举行各种降灵仪式。而拉斯普京恰是当时著名的神棍。1907 年，皇太子阿列克谢再次犯病，焦急万分的皇后说服尼古拉二世，抱着试试看的想法，召拉斯普京入宫。据记载奇迹出现了，皇太子居然恢复了健康！

血友病即使在今天都无法根治，拉斯普京怎么可能治好皇太子的病呢？

事实上，皇太子的血友病根本没有被拉斯普京治愈，后来仍时不常地发作。阿列克谢所谓的犯病，是某种原因诱发了出血，拉斯普京做的，不过是帮皇太子止住了这次出血而已。

血友病有轻有重，差别很大，部分亚临床型和轻型的患者，可以基本和正常人一样生活和成长，只是在手术时或者受伤后出血不容易止住。

较轻的血友病患者体内凝血功能虽然受到破坏，但仍有自行止血的能力，只是比较困难。在拉斯普京进宫之前，皇太子已经出现过出血情况，最终也都止住了。

而且，部分血友病患者随着年龄的增长，病情会有一定程度的缓解，甚至出现无出血症状的缓解期。

但无论如何，拉斯普京的成功令沙皇夫妇相信，他能够治疗皇太子的血友病。这样一来，拉斯普京一下就牛起来了。你想啊，阿列克谢是沙皇唯一的儿子和俄罗斯唯一的皇位继承人，而阿列克谢的病只有拉斯普京一个人能治而且还无法彻底除根。俄罗斯唯一继承人皇太子阿列克谢的性命，或者说俄罗斯帝国未来的命运，就一下掌控在了拉斯普京的手里。

拉斯普京开始干预朝政，据说他还凭借超强的性能力成为皇后的情夫。凭借高超的骗术，拉斯普京完全控制了沙皇和皇后，进而控制了俄罗斯的朝政。1915 年沙皇御驾亲征离开首都后，他更是独掌大权。1914 ~ 1916 年，在拉斯普京的策划下，俄罗斯更换了 4 个内阁总理、6 个内务大臣、4 个陆军大臣、3 个外交大臣、4 个农业大臣、4 个司法大臣。更恶劣的是，他还时常以自己的预言指挥前线作战，其结果可想而知。

拉斯普京将俄罗斯搞得天怒人怨，怨声载道，连俄罗斯的贵族也对其深恶痛绝。1916 年 12 月，拉斯普京被俄罗斯贵族暗杀，保皇派的贵族希望通过铲除拉斯普京来挽救摇摇欲坠的俄罗斯王朝，但为时已晚。

1917 年 3 月，俄罗斯二月革命爆发。

1917 年 3 月 15 日，沙皇尼古拉二世宣布退位，将皇位让给弟弟。

1917 年 3 月 16 日，新沙皇米哈依尔宣布退位。统治俄国达304 年的罗曼诺夫王朝宣告终结。

1917 年 11 月 7 日，俄罗斯十月革命爆发。

1918 年 7 月 17 日，沙皇尼古拉二世全家包括严重生病的阿列克谢，被布尔什维克士兵枪决。

1900 年，尼古拉二世曾制造了"海兰泡惨案"和"江东六十四屯惨案"，屠杀中国百姓七千余人，侵占江东六十四屯，火烧瑷珲城，史称"庚子俄难"。最后全家不得好死，也算天日昭昭。

维多利亚女王传给俄罗斯罗曼诺夫王朝的血友病基因，就此终结。

气管切开术：华盛顿错过的那一线生机

2005 年，美国在线（*AOL*）和探索频道发起了一个"最伟大的美国人"的投票，数百万名观众提名票选出他们心中最伟大的美国人。根据投票结果，美国人心中"最伟大的美国人"的前三名分别是：第 40 任美国总统罗纳德·里根、第 12 任美国总统亚伯拉罕·林肯、著名黑人运动领袖和人权活动家马丁·路德·金。

嗯？有没有搞错，咋少了一个人？

对，确实少了一个人：美国国父乔治·华盛顿。他仅仅排名第四名。由此可以看出一人一票的选举有时候确实很不靠谱。

华盛顿无疑是近代史上最伟大的政治家之一。华盛顿去世后半世纪，在遥远的东方，一个叫徐继畬的福建巡抚，编了一本叫《瀛环志略》的书，里面这样评价："华盛顿，异人也，起事勇于胜广，割据雄于曹刘，既已提三尺剑，开疆万里，乃不僭位号，不传子孙，而创为推举之法，几于天下为公，骎骎乎三代之遗意。其治国崇让善俗，不尚武功，亦迥与诸国异。余尝见其画像，气貌雄毅绝伦，呜呼，可不谓人杰矣哉！米利坚合众国以为国，幅员万里，不设王侯之号，不循世袭之规，公器付之公论，创古今未有之局，一何奇也！泰西古今人物，能不以华盛顿为称首哉！"

不过，作为从小听华盛顿砍樱桃树故事长大，对华盛顿敬仰无比的人，我还是忍不住要鸡蛋里挑骨头吐槽一下。

华盛顿"起事勇于胜广"，是有医学方面原因的。以现在的标准看，华盛顿的家族成员都不长命，他的曾祖活到44岁，爷爷活到39岁，父亲活到48岁，大哥活到34岁，二哥活到42岁。几代人没有活过50岁的，而独立战争爆发那一年，华盛顿43岁。

更重要的是，华盛顿没有生育能力，他娶了一个富有的寡妇，将对方与前夫的两个孩子当自己的孩子抚养。

说实话，一个人有了老婆孩子，就很难不顾一切要光棍了。想阿宝当年单身一人的时候，脾气暴躁得很，和领导抬杠吵架是家常便饭。到后来有了老婆就收敛了很多，等有了儿子，就基本变成乖爸爸了。自己再不济，也得考虑老婆孩子是不是？

伍子胥日暮途穷，故倒行逆施。华盛顿日暮途穷，又没有子嗣，他造起反可不就勇于胜广嘛。既然没有亲生儿子，那何不就"不僭位号，不传子孙，而创为推举之法"，得一个"天下为公"的美名呢。

而华盛顿只做两任总统就不再连任，坚决回家养老，也不是没有原因的。华盛顿有严重的牙病，最后满嘴就剩一颗牙。您当总统了，总不能瘪着嘴说话漏着风接待外宾吧，于是找人给他装了假牙。

那副假牙是咋做的呢？《西方文明的另类历史》上，有华盛顿下牙床牙托的照片。这个牙托由河马牙做成，8颗不知道哪里来的人牙被用金铆钉铆在河马牙托上，然后在河马牙托上掏个洞套在华盛顿仅剩的那颗牙上。最后那位高明的牙医还没忘记在牙托上刻上"这是伟大的华盛顿的牙齿"，以及自己的大名"J.格林伍德"。

这副河马牙托顶着华盛顿的上嘴唇，使得伟大的美国国父就有了这么一副"类人猿般怪异的下巴和唇线"，你找张华盛顿的照片看看就明白了。

可想而知，戴着这么一个东西的感觉和受刑差不多，华盛顿勉强坚持了两届，实在受不了那罪了，于是坚决拒绝连任。老子不陪你们玩了，回家养老去了。

华盛顿一生，可谓风起云涌精彩绝伦，经历了无数的大风大浪。但最后，他却被一个在现代医学看来很好处理的小毛病夺去了生命，实在令人不胜唏嘘。

我们首先看华盛顿的发病：1799年12月12日，华盛顿顶风冒雪骑马来到了他的家乡维尔农山。第二天（13日），他的咽喉开始有些嘶哑，感到疼痛。第三天（14日）凌晨，他开始发烧，全身发抖，喘气粗重，呼吸很困难。

华盛顿发病很急，病情进展飞快，主要症状为咽喉疼痛、嘶哑、呼吸困难，伴有寒战和发热。这是比较典型的急性咽喉炎的表现。

急性咽喉炎有一个最大的危险，就是引起呼吸道梗阻。咽喉是上呼吸道的组成部分，而且相对狭窄。咽喉部炎症会导致局部的肿胀，当肿胀严重到一定程度，就会阻塞呼吸道。肿胀组织占据了咽喉腔，就特别容易受进出咽喉的空气和食水的刺激；而由于局部的炎症，咽喉部又会变得容易激惹，一旦受到刺激，非常容易引起剧烈的咳嗽和喉痉挛，导致窒息。

从记录来看，华盛顿和他的医生采取了完全错误的处理办法。

第一是人为地加重咽喉部刺激。医生先是做了一碗用黄油、蜜糖和醋等配制的冲剂，让华盛顿漱口。后来又让他用撒尔维亚干叶和醋泡成的水漱口。这些刺激性比较强的东西对急性咽喉炎患者是极其危险的，不仅会进一步加重水肿还容易诱发喉痉挛和窒息。而事实也正是如此，华盛顿服药后出现了严重咳嗽和呼吸困难，憋得脸色发紫，几乎说不出话来。

第二是放血。放血疗法现在看来愚不可及，但在当时是很流行的一种治疗方法。华盛顿先是让管家给他放血，等医生来了医生又给他放血。在整个治疗过程中，华盛顿总共放了 4 次共计 2000 毫升的血，相当于他全身血液的 1/3 至 1/2。这非但没有任何治疗作用，还会导致严重的失血和休克。

1799 年 12 月 14 日晚 11 点 30 分，在上呼吸道梗阻导致的窒息和严重失血的双重折磨下，一代伟人陨落。

实际上，华盛顿当时并非没有生还的机会。当时在场的一位年轻医师 Dick，曾提出了一个方案：气管切开术。可以说，这是当时唯一可能拯救华盛顿性命的办法。

气管位于喉部的下方，当患者的上呼吸道被阻塞出现喉梗阻的时候，从阻塞部位的下方切开气管，建立人工气道，使空气可以从梗阻部位下方进入肺内，维持患者的呼吸和供氧，拯救窒息患者。

这种气管切开手术在如今已经非常普遍，但在当时却是旁门左道。

气管切开术的记载最早见于公元前 2000 年至 1000 年中的一本印度宗教经典《Riveda》。1546 年，一位意大利医师施行了有记载的第一例成功的气管切开术。此后，直到 20 世纪 20 年代，"气管食管学之父"薛瓦利埃·杰克逊明确规定了气管切开的适应症并使手术步骤标准化以后，气管切开术才被人们广泛接受。

我很佩服 Dick 医生，他给华盛顿提出这个治疗方案的时候，是 1799 年。他超越了时代 100 多年。我同样为 Dick 医生惋惜，当时他的方案遭到反对后，他没有坚持。如果当时他坚持下去并取得成功，那么不仅会挽救华盛顿的性命，也将大大推动气管切开术的研究和进展，拯救更多的患者。

Dick 医生既然提出这种方案，我想他自己应该并非没有这方面经验。为什么他没有坚持？我想无非是以下几个原因：

第一是他太年轻，在当时在场的医生里面，他是最年轻的一个，而医学自古以来是个论资排辈的行当。

第二是风险。毕竟，当时气管切开手术还远未成熟，而面对的患者又是举世闻名的国父华盛顿。将不成熟的技术用于一个大名鼎鼎的患者，对医生来讲是一场输不起的豪赌。大家应该还记得《钢铁侠》里面给主角做手术时华裔医生和护士的对话："如果我们失败了，世界将失去一个伟大的人。""是的，最糟糕的是，全世界都知道是谁干的。"

华盛顿就这样离开了。能拯救他生命的气管切开术，在 20 世纪 20 年代才被广泛接受。而严重损害他健康甚至可能成为他次要死因的放血疗法，则顽强地坚持了 100 多年后才被扫进历史的垃圾堆。在 19 世纪末和 20 世纪初，还有不少医生在坚持使用放血疗法，批评那些全盘否定放血疗法的人太偏激、太极端。

华盛顿去世的那年，地球的另一端，一个 88 岁的老人也闭上了眼睛，他叫爱新觉罗·弘历，也就是大名鼎鼎的乾隆皇帝。

华盛顿身后，一个朝气蓬勃的伟大国家在崛起；乾隆皇帝身后，一个暮气沉沉的古老帝国在没落。而两个国家之间持续几百年的恩怨纷争，也即将上演。

拿破仑的失败与斑疹伤寒

拿破仑是一个传奇。

拿破仑出生在意大利科西嘉岛，他的家族是意大利的一个贵族世家。10岁那年，他离开家乡到法国学习，16岁那年，他在法国巴黎军官学校毕业，并获得炮兵少尉军衔。

在拿破仑20岁那年，法国大革命爆发，法国和整个欧洲进入一个风雨激荡的时代。时势造英雄，拿破仑凭借自己卓越的军事天才在乱世中如鱼得水，脱颖而出。此后拿破仑的人生轨迹足令我这种奔四十了还住不上带客厅的房子的人自惭形秽汗颜不已：26岁，荣升为陆军准将兼巴黎卫戍司令；30岁，任法兰西共和国第一执政官；35岁，成为法兰西帝国皇帝。

称帝后的拿破仑，率领雄师横扫欧洲大陆，到1809年打败第五次反法同盟后，法兰西帝国的辉煌达到鼎盛时期。拿破仑已经征服了除英国和俄国之外的所有欧洲国家。

拿破仑一生中，打过40多次胜仗，是当之无愧的战神。他是如此杰出，以至于他的宿敌也对他敬仰有加。1855 年，拿破仑去世 34 年后，当年拿破仑的死敌，正处在日不落帝国辉煌中的英国维多利亚女王携王储（后来的爱德华七世），到拿破仑埋骨的老残军人院，女王让王储在"伟大的拿破仑"墓前下跪。

终结拿破仑辉煌的，是一场对拿破仑来说前所未有的惨败。1812 年，43 岁的拿破仑皇帝率领数倍于对手的 57 万大军东征俄国。在这场战争中，拿破仑赢得了每一次战斗，却输掉了整场战争。经过漫长而艰难的行军，拿破仑占领了莫斯科，却被迫撤离回国。又经过同样漫长而艰难的行军，东征大军回到法国时，仅剩区区 3 万人。整个法国的精锐部队在这场战争中损失殆尽，匆匆招募的新兵虽然作战勇敢，却最终被占据绝对优势的反法同盟击败。拿破仑被迫退位和接受流放。

以往普遍认为，是俄国的寒冬以及俄国人坚壁清野造成的饥饿击败了法军。但是在 200 年后，一些新发现的证据将拿破仑失败的原因归咎于一种微不足道的生物——虱子身上，是它在拿破仑大军中传播的流行性斑疹伤寒，毁灭了拿破仑的军队以及他的法兰西帝国。

2001 年，在立陶宛首都维尔纽斯，人们发现了一个有 3000 具尸体的乱葬坑。考古学家经过认真分析之后，证明他们就是拿破仑东征时的大军。研究人员提取了 DNA 样本并在实验室进行了深入分析，最后发现其中很多人是死于斑疹伤寒。斑疹伤寒分两种：流行性斑疹伤寒和地方性斑疹伤寒。流行性斑疹伤寒多发于冬春季节，由虱子传播。而地方性斑疹伤寒多发于夏秋季节，由鼠蚤传播。

流行性斑疹伤寒主要由体虱传播，这注定了它与军队、战争有着不解之缘。战争环境的恶劣，使得士兵的卫生状况很差，尤其是在冬天，士兵难以经常洗澡换衣服，这就导致体虱滋生。而军队人员密集，普通士兵都挤在一起休息，这又导致体虱很容易在不同人之间爬来爬去互相传播。第一次世界大战中，塞尔维亚于1914年11月爆发严重的斑疹伤寒，不到6个月死亡15万人，苏俄从1917年到1921年，斑疹伤寒患者达2500万人，其中250万人死亡。类似的脏乱拥挤环境还包括监狱，所以斑疹伤寒还有个别称叫作"监狱热"。

流行性斑疹伤寒的致病原，叫作普氏立克次体。患者发病前一般有5～21天，平均10～12天的潜伏期。患者大多起病急骤，出现高热、寒战、剧烈持久头痛、周身肌肉疼痛、眼结膜及脸部充血等。4～6天后，80%的患者会出现全身皮疹，并会出现严重的神经系统和心血管系统症状。流行性斑疹伤寒的死亡率高达10%～40%，而寒冷、饥饿和疲劳无疑会大大增加死亡率。

1812年6月，拿破仑的军队在德国集结完毕，进入波兰领域。军队数量超过当时巴黎的人口。以往善于以少胜多的拿破仑，这次一反常态地试图以绝对优势的兵力战胜对手。但是，军队多了未必一定是好事，人类历史上，军队占有巨大人数优势的一方惨败的例子比比皆是，中国的有赤壁之战、官渡之战、淝水之战，而欧洲也有希波战争作为前车之鉴。

为什么军队多了不一定是好事呢？首先指挥就是一个大问题，如韩信所言，大部分将军都有自己指挥能力的极限。在没有现代通信技术和网络的年代，军队数量一旦过大，统帅就难以准确把握每支军队的具体情况，难以做到知己知彼。而拿破仑这种多国联军部队就更麻烦，不同国家，军队语言不通，习惯不同，利益诉求也不一致，这会给指挥和协调造成很大困难。

此外就是后勤，某种程度上，打仗就是打后勤，十万人的军队在前线作战，后面为这支部队提供后勤保障的人数可能是军队数量的几倍甚至十几倍。一旦军队数量过于庞大，后勤保障压力就会极其巨大，如果后勤保障崩溃，就会造成灾难性的后果。拿破仑远征俄罗斯，路途遥远，后勤已是一大难题，再弄一支如此庞大的军队，那难题就近乎无解了。事实上，拿破仑的惨败很大程度上正是因为后勤保障的崩溃，他的大军在很长时间内是在无后勤保障的情况下作战，最终被俄军肥的拖瘦，瘦的拖死。

庞大的军队同时大大增加了卫生管理的难度，这也为疾病的流行创造了条件。

拿破仑的军队是经过波兰进入俄罗斯的。从时间上推算，拿破仑的军队应该就是在波兰感染了斑疹伤寒。斑疹伤寒是当时波兰的常见病。当时波兰极度贫穷，"脏得难以置信"，农民从不梳头洗脸，头发蓬乱，浑身长满虱子。俄国人在撤退前，又破坏了当地的卫生设施，连井水都不干净。

拿破仑的大军为斑疹伤寒的传播创造了极其完美的条件，士兵的衣服长期无法换洗甚至难以脱衣入睡，导致体虱大量滋生。住宿条件极差，使得很多士兵不得不挤在一起入睡和取暖。而斑疹伤寒的病原普氏立克次体就存在于虱子的粪便中，随时可能通过细小的伤口（包括抓挠导致的伤口）侵入不幸者的体内。当时一位随军医生记载了虱子泛滥的程度："勃艮第到芦苇垫子上睡觉，很快被虱子的动静弄醒……于是，他脱掉衬衫和裤子并扔到火里，虱子的爆裂声就像两个步兵团在交火一样……许多同伴被咬伤，继而病倒、死去……"

进入俄罗斯后，拿破仑的军队开始大批发病，不到一个月，拿破仑就损失了 8 万人。

不得不说，拿破仑是一个极其冷酷的人，为了胜利不择手段。面对如此巨大的伤亡，如果他终止作战计划，撤退回去休整，那接下来的悲剧就可以避免。但是，为了胜利，拿破仑完全无视士兵的大批伤亡，坚持进军。拿破仑的 57 万大军，仅有不到 10 万人挺进莫斯科，而在进入莫斯科前一星期的时间，他的军队就因病死亡 1 万人。

俄国人撤出了莫斯科，只留给拿破仑一场大火和一座空荡荡的破烂城市，面对俄国的冬天和不断减员的士兵，拿破仑不得不选择撤退。而在撤退途中，斑疹伤寒依然如影随形，且寒冷、饥饿，以及身后的俄罗斯军队，使得士兵一旦患病几乎等同于死亡。最后，仅有3万法军回到巴黎。拿破仑称雄欧洲的雄师就这样烟消云散，让人想不到的是他们是被寒冷、饥饿，以及小小的虱子消灭的。

1814年，45岁的拿破仑被迫向反法联盟无条件投降并宣告退位，被流放厄尔巴岛。一年后，拿破仑逃回法国，并在军队和民众的拥护下再次即位。但是，不到一百天后，他兵败滑铁卢，再次退位，被流放和囚禁到圣赫勒拿岛。1821年，52岁的拿破仑在这里死去。

关于滑铁卢兵败，有史学家称，当时拿破仑极有希望取胜，但在战役最关键的那一天，他的痔疮发作，疼痛难忍，无法亲自指挥军队，最终导致了失败。

至于拿破仑的死因，曾经有很多争议，很多人坚信拿破仑是被谋杀身亡的。拿破仑留下的遗物中，有他自己的几缕头发。有人对这些头发进行了化验，发现砷含量很高。这令谋杀论者一下找到了理论依据，认为拿破仑死于砒霜（三氧化二砷）中毒。

其实，拿破仑的死因很明确，并有详细的尸体解剖资料证实。拿破仑死后，他的私人医生和6位英国军医为他进行了尸检。结果显示拿破仑死于胃癌破裂导致的胃出血和胃穿孔。据记载，拿破仑胃壁上的穿孔足以通过一个手指。而拿破仑临死前的症状，也完全符合胃出血和胃穿孔的表现，且拿破仑有明确的胃癌家族史，他一家三代人都是死于胃癌。

鉴于拿破仑的头发砷含量过高的问题长时间争吵不休，为了弄清楚真相，法国人对此事进行了认真的研究。2002 年 10 月，三位权威的法国专家组成的调查小组对拿破仑遗留下来的头发进行了细致分析。结果显示：拿破仑在世时保留下来的头发里砒霜的含量确实超出正常值许多倍。但无论是 1805 年、1814 年还是 1821 年从拿破仑身上取下的头发里，砒霜含量几乎一致，而且均匀分布在整根头发上。

对此的合理解释只有一个：这些砒霜不是拿破仑摄食到体内又分布到头发上去的，而是直接来自外部环境。当时欧洲有用砒霜保存物品的习惯，拿破仑头发中的砒霜，应该就是这么来的。

如果你对这个结论有所怀疑，那不妨看看这三个权威专家的身份：巴黎警察局毒物学实验室负责人里科代尔、法国奥赛电磁辐射使用实验室专家舍瓦利耶，以及巴黎原子能委员会凝聚态、原子、分子研究所专家梅耶尔。

征服者拿破仑最终被疾病彻底征服了。而人类征服斑疹伤寒，则是一个世纪以后的事情了。

1909 年，拿破仑兵败俄罗斯 97 年后，墨西哥城流行斑疹伤寒，一位叫立克次的科学家来到墨西哥城，并成功地分离到了病原体，不幸的是，他因此感染斑疹伤寒并最终不治。人们用他的名字命名了这种病原体：立克次体。

1915 年，同样独立发现斑疹伤寒病原体的科学家普若瓦帅克死在自己的研究上，此后，流行性斑疹伤寒的病原体被命名为：普氏立克次氏体。

1909 年，法国医生尼科尔发现了虱子在疾病传播中的作用，并因此获得了 1928 年的诺贝尔奖。

1937 年，第一个斑疹伤寒疫苗面世。

1948 年，对立克次体有强效杀菌作用的氯霉素和四环素问世。氯霉素有可能导致造血系统功能破坏，而四环素可以导致大名鼎鼎的四环素牙，但这两种抗生素对于斑疹伤寒，都有很好的疗效。

随着有效抗生素的出现和可以杀灭虱子跳蚤的各种杀虫剂的问世，以及卫生水平的不断提高，斑疹伤寒已经得到了有效控制。

提前终结第一次世界大战的西班牙流感

  1918 年，欧洲处在一片血腥的战火之中。人类近代史上第一次世界大战已经打了足足 4 年时间。这场战争已经夺去了无数人的性命，制造了无穷的灾难，从马恩河索姆河到凡尔登，无数年轻的生命被战争的绞肉机搅得粉碎。双方都已经代价惨重而且筋疲力尽，但是，依然没有人能看到战争结束的迹象。

  对战争双方来说，形势都是喜忧参半的。1917 年 11 月，俄国十月革命爆发，新成立的苏维埃政权决定结束战争；1918 年 3 月 3 日，苏俄政府与德国签订《布列斯特和约》，苏俄割让 323 万平方公里领土，赔款 60 亿马克。德国在东线战场完胜，终于从两线作战的困境中解脱出来，得以全力在西线作战。这对德国无疑是一个巨大的利好，而对协约国则是个糟糕的消息。

  但另一件事情则是协约国笑而同盟国哭。1917 年 4 月，发够了战争财的美国人终于参战了。美国参战时，协约国已经快坚持不住了，当时法军已经出现了全军性的哗变，新任的法军统帅贝当已经不敢再发动进攻，他只能坚守下去，等待美国军队的到来。德国从东线解脱后，试图抓住美军主力尚未抵达的间隙，全力击败英法联军结束战争。在《布列斯特和约》签订后，德军集中全部力量对联军发动猛攻，一度推进到距离巴黎 37 公里的地方。

战争的胜负取决于美军能否及时到来。3 月份开始，大批的美军开始登上船前往欧洲参战，去挽救已经筋疲力尽的英法联军。与他们同船到达的，是一种前所未有的可怕瘟疫：西班牙流感。

流感，是一个让疾控专家和医生一听到就寒毛直竖毛骨悚然的名词。大家可能还记得 2013 年中国出现禽流感病例时政府如临大敌全力备战，电视台铺天盖地报道的情形。

很多老百姓对此很不以为然，在他们的眼中，流感流感，不就是感冒流行吗？感冒而已，有啥好怕的。其实流感绝非普通流行感冒，流感和普通感冒，有着本质的区别。

在英文中，感冒称为 cold，而流感称为 influenza，二者属于不同疾病。普通感冒属于无足轻重的小病，而流感则是《传染病防治法》里国家以法规形式重点监管控制的疾病之一。一般的流行性感冒是《传染病防治法》规定的丙类传染病，人感染高致病性禽流感、甲型 H1N1 流感属于乙类传染病。其中人感染高致病性禽流感由于危险性大，可以按照甲类传染病采取措施。

普通感冒可由多种病原体引起，比如，鼻病毒、腺病毒等，而流感的病原体是流感病毒。

普通感冒患者主要表现为鼻塞、流涕、打喷嚏的局部卡他症状，发热等全身轻微症状。而流感则主要表现为高热、全身酸痛等全身感染症状，可伴多个脏器损伤。

普通感冒传染性差，患者一般预后良好可以自愈。而流感传染性强，病情严重，可导致患者死亡。

流感病毒是一种黏液病毒科的 RNA 病毒，可分为甲、乙、丙三种类型，可在人和禽类以及哺乳动物间传播。2013 年令整个中国防疫系统如临大敌的流感病毒，又称甲型 H7N9 禽流感。而 1918 年随美军登陆欧洲并蔓延全球的西班牙流感，很多研究认为可能是甲型 H1N1 猪流感。

流感病毒命名中的 H 和 N，分别代表病毒结构中必不可少的两种蛋白质：血凝素（H）和神经氨酸酶（N），目前，人类已知的 H 有 16 种，而 N 有 9 种。这两种蛋白，是流感病毒侵入细胞必不可少的东西，同时也是流感病毒的主要抗原。

所谓的抗原，就是能引起人体免疫系统反应免疫应答的东西。人体的免疫系统识别病毒，其实是靠识别病毒携带的抗原。人体的免疫系统初次通过免疫接种或者感染病毒的方式接触病毒抗原后，就会建立对这种抗原的识别能力，一旦再次遇到同样的抗原，机体免疫系统就会立即行动起来，在病毒尚未来得及致病的情况下快速将其消灭。

但麻烦的是，流感病毒很狡猾，它的这两种抗原成分在不断发生变异，这种变异会欺骗人体免疫系统对病毒的识别能力。每发生一次变异，病毒对机体免疫系统来说就会显得陌生一些，当出现比较大的变异时，机体免疫系统就无法识别病毒，无法及时清除病毒。

流感病毒有一年一小变，十年一大变之说，这使得人类难以一劳永逸地通过疫苗接种获得永久性免疫力，也导致了病毒周期性的大流行。幸运的是，凭借现有的技术，我们在获得病毒样本后，可以很快制备出针对该种病毒的疫苗进行预防接种。现在北京很多学校单位都提供免费的流感疫苗注射，但是很多人并不领情，接种率据说只有 20% 左右，作为一个医生，我对此实在无法理解。

参战时的美国，只有 18 万军队。宣战后，美国全国动员进行战争准备，在各地建立了巨大的军营，征召了数百万的年轻人参军，先后将 350 万人训练成士兵，大批开向欧洲战场。与战争相关的工厂全力开工，大量的工人和后勤人员集中在一起加班加点地工作。同时，为了支援战争，全国广泛组织游行和宣传活动。这种大范围的人员流动和聚集，为流感病毒的传播创造了几近完美的条件。

关于这场流感的起源，有很多的观点和争议，但目前最令人信服的说法，是流感起源于美国，经美国的军营传遍全国，进而通过美军进入欧洲并蔓延到全世界。而最可能的疫源地，是美国得克萨斯州的哈斯克尔县。1918 年 2 月的最后一个星期，几名应征入伍的年轻人从正在流行"重感冒"的偏僻的哈斯克尔县来到了福斯顿军营。美国为了战争匆匆建造的兵站拥挤不堪，福斯顿军营也不例外。

1918 年 3 月 4 日，福斯顿军营的第 1 例流感患者开始发病，到当天中午，患者数量超过 100 人，3 周内，1100 名士兵因病重需要住院。由于军队不断在各军营间流动，流感很快在军营中蔓延开来。

但是，当时欧洲战事吃紧，美国政府选择了严密封锁消息的同时继续向欧洲派兵。1918 年 3 月，84000 名美国大兵开赴欧洲前线，次月，又有 118000 名美国大军渡洋参战。战争期间，美国派遣到欧洲参战的人数达到 150 万人。很多美军士兵并没有活着登上欧洲大陆，他们在海上就已经发病并死亡。

4 月初，在美国人登陆的布雷斯特，流感开始出现，布雷斯特的法国海军司令部因为流感而瘫痪。此后，流感以惊人的速度席卷欧洲大陆和全世界，造成了一场空前的灾难。

这次的流感，先后对人类发起了三波攻击。第一波攻击在 1918 年 4 月至 7 月，病毒由布雷斯特向全欧洲快速蔓延，这波攻击的特点是发病率高而死亡率低。第二波攻击是同年 7 月至 11 月，病毒席卷了欧、美、亚、非各大洲，其特点是发病率和死亡率高；第三个高峰是在 1919 年 1 月至 5 月，这期间流感的致病力和死亡率有所下降。

西班牙流感死亡率高达 2.5% ~ 5%，是全球有史以来最恐怖的一次流感，亚马孙河口的马拉若岛是当时世界上唯一没有感染报告的人类聚集地。流感甚至蔓延到了阿拉斯加，对流感毫无免疫力的因纽特人全村全村地死亡。

与以往的流感不同，西班牙流感死亡率最高的群体，是20 ~ 35岁的青壮年。换句话说，是战争的主力。

这次流感被称为西班牙流感，并非因为疫源地在西班牙，当时参战各国都严密封锁消息，流感的疫情并不为外界所知。而西班牙因为没有参战，所以没有对疫情进行封锁，媒体对疾病的报道比较多。这次流感造成了西班牙800万人感染，约17万人死亡。马德里1/3的市民感染了流感，其中包括西班牙国王。

交战的双方被流感搞得焦头烂额。

美国焦头烂额。美国因流感死亡了54.8万人，占全国人口的0.5%。1918年9月，流感已经传入费城。在医疗专家强烈的反对下，费城政府依然组织了发行战争公债的宣传大游行，数十万人的队伍绵延三公里。游行结束72小时后，费城全部医院都爆满，等着住院的病人排起长长的队伍。有钱的患者家属偷偷给护士高达100美元的红包却依然没用。费城政府反复宣传疾病已经得到控制，而每日死亡数字却在几倍、十几倍、几十倍地不断上升，仅1918年10月10日，费城就有759人死于流感。整个10月，20万美国人因流感死去。该年美国人口平均寿命下降12岁。美国不得不动用全部力量对抗流感，全民动员支援战争，变成了全民动员对抗流感。

英国焦头烂额。不含北爱，英国因流感死亡21.5万人。仅1918年4月，英军就有3.1万人染病。到5月，英国皇家海军有10%的部队感染了流感，整整3周时间无法作战。流感爆发期间，英格兰平均每周死亡人数达 4482 人，连国王乔治五世也被感染。

法国焦头烂额。法国因流感死亡人数是 16.6 万人。在巴黎，平均每周有 1200 人丧生。6 月上旬，在德军发动猛攻的当口，近 2000 名法军因感染流感不得不撤出战场。

德国同样焦头烂额。德国因流感死亡人数是 22.5 万人。为了在美军大部队到达前结束战争，德军 3 月起发动了一系列进攻。勇敢的德军士兵冲进对方的战壕，也接收了对方留下的流感病毒。4 月下旬，正策划发起新一轮进攻的德国统帅鲁登道夫得到消息：德军队伍爆发流感。3 月到 8 月，流感加上战争伤亡，德军减员 80 万人，整个德军部队三成士兵因流感减员。德军士气低落，逃兵四起。

与死亡数字伴随的，是几十倍于此的病人数量。对于战争而言，某种程度上病人比死人还要麻烦，因为每个病人都需要有人照顾，消耗大量的人力和物力。流感死亡率最高的是年轻人，而这些人正是支撑战争的主力。各国政府都急于摆脱战争，集中全国力量用于对抗这个更恐怖的敌人。

1918 年 11 月，德国基尔港水兵起义，此后起义遍及全国，德国的战争机器首先熄火了。德皇威廉外逃，德国政府向协约国求和，而协约国也已经没有力气再打下去了。

1918 年 11 月 11 日，德国政府代表埃尔茨贝格尔同协约国联军总司令福煦在法国东北部贡比涅森林的雷东德车站签署停战协定。战胜国鸣放礼炮 101 响，宣布第一次世界大战结束。

西班牙流感死了多少人？

据估计，当时全球 18 亿人中，可能有 10 亿人被感染。而死亡人数最低估计为 2500 万～4500 万，事实上，由于全球尚未普遍建立完善的卫生管理和统计报告制度，这个数字几乎肯定是被严重低估的。有人认为，这次西班牙流感导致的死亡人数，可能高达 7000万到 1 亿人。而整个第一次世界大战的死亡人数，是 1600 万人。

最后说两个小八卦。

当时在欧洲的美军中，有一个将军感染了流感，虚弱到只能在担架上指挥战斗，幸运的是他顽强地活了下来，在二战中他战功赫赫，成为五星上将。他的名字叫麦克阿瑟。

当时美军的海军部长没有得流感，但是海军次长却倒下了，而且病情极为严重，出现严重肺炎。医生认为他很可能会死，但是他也顽强地活了下来。他的名字叫富兰克林·德拉诺·罗斯福，后来成为美国最伟大的总统之一。

都是没药惹的祸：苏格兰为何失去独立

不久前，大不列颠的苏格兰闹腾着要独立，生生把首相卡梅伦这个大老爷们给闹腾哭了。虽然苏格兰最后还是没从大不列颠及北爱尔兰联合王国分离出去，但是超高的支持独立比例，还是埋下了无穷后患。

说起来有意思，英格兰和苏格兰在同一个岛上，两个国家自从一千年前就开始了一场逼婚与反逼婚的斗争。苏格兰和英格兰的千年历史，几乎就是翻来覆去播放无数遍的狗血韩剧：英格兰这个恶霸要强抢苏格兰当老婆，苏格兰三贞九烈坚决不从，于是各种阴谋、各种纠结、各种大战、各种血肉横飞，没完没了地一遍遍上演。威廉·华莱士，就是大家比较熟悉的一个反抗英格兰侵略、保卫苏格兰独立的民族英雄。

苏格兰人确实很不容易，英格兰软硬兼施，纠缠了苏格兰数百年，期间不乏霸王硬上弓，而苏格兰愣是一次次度过危机保持了独立。直到后来，由于两个王室联姻，两个国家有了同一个国王，苏格兰依然和英格兰各过各的，保持了自己的独立。

那么，三贞九烈的苏格兰又是如何含泪从了英格兰的呢？应了那句老话：人穷志短，再加一句：没有药啊！

首先是老天爷不开眼。17世纪末期，苏格兰遭受了始料未及的大饥荒。从1695年至1699年，气候的反常使苏格兰粮食产量一落千丈，粮价飞涨，饿殍遍地。苏格兰人口足足减少了15%。由于大量进口粮食，苏格兰的硬通货大量外流，严重损害了国内信贷系统，造成严重的经济衰退。

穷则思变，为了摆脱经济困局，苏格兰人展开了一场豪赌。当时西班牙等国通过开发美洲殖民地发了大财，苏格兰人也想有样学样。1695年，苏格兰人成立了"苏格兰对非洲及东、西印度群岛贸易公司"。公司开始执行一个雄心勃勃的"达连计划"。达连就是现在的巴拿马运河地区，也是美洲大陆最狭窄的地方。苏格兰计划占领达连，建立殖民统治并开辟一条连接太平洋和大西洋的通道。这条通道一旦打通，苏格兰就可以靠收过路费富得流油了。

计划确定后，苏格兰开始募集资金。过够了苦日子的苏格兰有产阶级几乎倾其所有，将大量资金投入到这次冒险计划。1698年7月，苏格兰公司的殖民船队满载着全国的希望起航，次年抵达了目的地。

但是，理想很丰满，现实很骨感。苏格兰人要想达成梦想，需要战胜三个半敌人：疟疾、黄热病、西班牙人以及英格兰人。英格兰人算半个，因为他们没有直接攻击苏格兰殖民队伍，但是他们接到命令不许给苏格兰人任何援助，连一桶水都不行。

黄热病已经很糟糕了，但不是最糟糕的，黄热病患者绝大部分是轻症，只有 15% 左右是重症，患者痊愈后一般不留后遗症，而且获得长期免疫力。

征服热带丛林地区最大的敌人，就是以疟疾为代表的热带流行病，疟疾是由蚊子传播的，得了疟疾的患者，浑身忽冷忽热，痛苦不堪，不仅自己丧失工作和战斗能力，还得有专人照顾。在热带地区作战，有一千人得疟疾还不如阵亡一千人，因为得病的这一千人基本丧失战斗和自理能力，需要专人照顾。二战时期，麦克阿瑟曾经发牢骚说：我的士兵 1/3 得了疟疾，1/3 在照顾疟疾患者，只有 1/3 能战斗。事实上，麦克阿瑟能有 1/3 士兵作战就不错了，毕竟当时美军士兵并非无药可用。

被疟疾折磨得毫无抵抗力的苏格兰殖民者，遭受了西班牙军队的攻击。当时的达连虽然是块处女地，但早已经被西班牙视为囊中之物，不容他人染指。面对西班牙人的攻击，很多苏格兰人病得几乎连站起来投降都困难。

1700 年，"达连计划"宣告彻底失败，苏格兰损失了 2000 人，以及 153000 镑资金，约占苏格兰全部流动资本的 1/4，这对苏格兰经济的打击可想而知。英格兰趁机多方运作，苏格兰议会最终含泪卖身，接受了英格兰的合并计划，苏格兰"达连计划"的损失由英格兰承担，因此，苏格兰作为一个独立的国家不复存在。

嗯，问题来了，为什么当时攻击苏格兰人的西班牙人不怕疟疾呢？很简单，西班牙人有当时最有效的对抗疟疾的武器：一种树皮磨成的粉，这种树就是我们现在熟知的金鸡纳树。

关于金鸡纳树，有个美丽的传说。说的是美洲印第安人早就知道用某种树的树皮磨成粉可以治疗疟疾，但一直被印第安人视为最高机密，谁敢泄露就杀死谁。后来秘鲁总督夫人金鸡纳得了疟疾，生命垂危。她的印第安侍女不忍她病死，偷偷拿这种树皮粉给她吃。总督夫人康复了，但是那位侍女被发现偷偷往夫人药里加东西，被怀疑成投毒，因为不肯吐露树皮的秘密，她要被处死，结果总督夫人赶到，她不信自己的侍女会加害她。经过反复询问，侍女最终说出了真相。这种树皮于 1638 年被金鸡纳夫人带回了欧洲，于是这种树被称为金鸡纳树，而里面含的治疗疟疾的物质，就是奎宁，1820 年才被分离出来。

这个故事很美丽，但可惜只是个故事。历史上的金鸡纳夫人没有得过疟疾，而且在回西班牙的路上就死了。

实际上，最早使用金鸡纳树皮治病的记录在 1630 年就有了，在当时的西班牙殖民地秘鲁首都利马的耶稣会传教士手里，也称为耶稣粉。我们可以合理地推断，耶稣会教士也许是通过某种渠道从当地印第安人那里知道了这种神奇药粉的功效。

苏格兰当时有没有渠道获得金鸡纳树树皮粉呢？有的，当时大量的金鸡纳树皮被运到欧洲高价出售，苏格兰想买还是买得到的。为什么苏格兰的殖民队伍没有配备呢？无非两个原因，一个是认识不足，苏格兰当时没有殖民经验，可能对美洲的险恶丛林环境缺乏足够的了解，没有意识到疟疾的巨大威胁。二是实在太穷，这些东西从美洲运到欧洲，泥巴也卖出黄金价来了，苏格兰殖民队伍根本承担不起。

至于西班牙军队，金鸡纳树皮粉的发源地秘鲁就是西班牙殖民地，而且也不用绕小半个地球运输，当然不会缺了供应。

可怜的苏格兰抗争了几百年，最终因为没药吃被吞并了。华莱士临死前那歇斯底里的"自由"，就这样被一块树皮毁掉了，令人唏嘘不已。

美洲的金鸡纳树因为乱砍滥伐几乎绝种，后来，荷兰政府设法获得了金鸡纳树的种子，带到爪哇大量种植，发了好大一笔横财。直到现在，印度尼西亚的金鸡纳霜产量还占全世界92%。

1693年，也就是苏格兰殖民船队豪情万丈地向美洲进发的前5年，距离苏格兰半个地球之外，一个叫爱新觉罗·玄烨的人，也就是大名鼎鼎的康熙皇帝得了疟疾，病情严重。法国传教士洪若翰进献金鸡纳霜，治愈康熙帝的疟疾。那一年，康熙大帝40岁，皇太子胤礽19岁。如果没有金鸡纳霜，康熙皇帝也许会少活29年。如果康熙皇帝那一年挂了，年富力强的皇太子即位，也就不会有后来的九王夺嫡手足相残了。也就不会有雍正大帝乾隆大帝，也就不会有大明湖畔的夏雨荷了。

1712 年，大清帝国的金陵织造曹寅身患疟疾，向皇帝索要金鸡纳霜救命。这曹寅可不是一般人，他 16 岁任御前带刀侍卫，和康熙感情非同一般，康熙四次南巡都住他家里。康熙知道曹寅得病后，特地"赐驿马星夜赶去"，还写了一份很详细的使用说明书，恩宠真是非同一般。可惜曹寅命薄，药没送到就死了。

曹寅死的时候，只有 54 岁。如果能熬过这关，再多活十年八年的希望是很大的。曹寅一死，人走茶凉，皇帝对曹家的恩宠也就基本结束了，曹家开始败落。

曹寅死后两年，他的孙子出生，名叫曹雪芹。经历了家族由繁花着锦烈火烹油到树倒猢狲散的曹雪芹，写出了流传千古的《红楼梦》。

如果那瓶药能早点送到，也许曹寅就能多活很长时间，也许曹家就不会那么快败落，也许曹雪芹就会出落成一个花花公子官富二代，也许这世上就没有《红楼梦》了，也就没有那么多指着红学混饭吃的文人了。

历史，有时候就这么容易被改写。

天使 or 恶魔：历史上的药物安全事件

医药医药，医学从萌芽时候起，就和药物的开发紧密联系在一起。最早的药物，是从天然的植物和矿物中取得的，神农尝百草的传说，某种程度上就是人类祖先以原始的方式，在万千植物中寻找治病良药的历史。

这种寻找药物的方式无疑是危险和低效的。要知道，植物生来不是为了给人吃的。事实上，植物在进化过程中，会产生各种各样的毒素以免自己被吃掉。人类用了千万年的时间，也不过从万千植物中筛选了极其有限的种类，再经过艰苦的努力改造成农作物予以种植。

而天然药物的选择，在没有现代科学技术的情况下，只能依赖人类千万年来经验的积累和总结。这些积累和总结注定非常原始和粗糙，而且良莠不齐。人类进入工业文明时代后，科技发展一日千里，药物研发的手段也越来越先进。青霉素、胰岛素等一大批药物被开发出来造福人类。但是，这期间我们也犯过严重的错误，遭遇过极其惨痛的教训，在这些错误和教训的基础上，我们建立了现代的药物监管制度。

以下，是 19 世纪以来我们遭遇过的几次重大药物安全事件。

说起海洛因，几乎无人不知无人不晓。这种赫赫有名的毒品，被称为白色魔鬼，令所有人闻之色变。但是，你可能想不到，最早将这个魔鬼带到人间的，是现在的制药业巨头德国拜耳公司，而海洛因初到人间时，曾得到无比的推崇，甚至被用来治疗毒瘾。

说起海洛因就得先说罂粟。罂粟现在已经声名狼藉，被视为恶魔之花。但罂粟其实挺无辜的，在人类几千年的历史上，罂粟大部分时间都是以正面形象出现的。罂粟 1500 年前传入中国后大部分时间里都是作为药用和观赏植物，有时候也作为美食和滋补品。从罂粟果实提取的鸦片，最初也是以口服方式作为镇痛剂使用，不仅不是公害，反而是一种极佳的药材。遗憾的是，17 世纪，人类发明了吸食鸦片的方法，鸦片才一夜之间成了臭名昭著的毒品。

吗啡是从鸦片中提取出来的，1806 年，法国科学家 F. 泽尔蒂纳从鸦片中提取出了吗啡。由于它那梦幻般的镇痛效果，科学家以希腊神话中梦境与睡眠之神摩尔普斯的名字，将它命名为"吗啡"。

吗啡由于其强大的镇痛作用，在医学领域获得广泛应用，令人哭笑不得的是，吗啡当时的用途之一是用于治疗鸦片的毒瘾。这种戒毒方法无疑是刚出狼窝又入虎穴，因为吗啡的成瘾性要比鸦片大得多，而戒断却难得多。

吗啡来自鸦片，而海洛因来自吗啡。1874年，英国化学家在吗啡中加入冰醋酸，合成了一种白色结晶粉末，这白色结晶的学名叫二乙酰吗啡，研究者未予重视，没有进一步研究。1897年，德国拜耳公司一位叫费利克斯·霍夫曼的药剂师再次合成了二乙酰吗啡，它超强的镇咳和镇痛作用令公司喜出望外，被拜耳公司隆重推出，并起了一个超级高大上的名字"海洛因"，也就是"英雄"的意思。

海洛因最初只是被当成一种最安全、高效的止咳药来使用，但很快适用范围被扩大到疼痛、抑郁、支气管炎、哮喘等各种疾病乃至精神病领域，成了不折不扣的万灵神药。从患者到健康人，从婴儿到成年人和老人，都变成了海洛因的消费群体。而海洛因的用途之一，就是治疗吗啡毒瘾。海洛因被销往20多个国家，为拜耳公司赚取了巨额利润。

海洛因的成瘾性并没有受到重视，而且现实中也没有出现大规模的海洛因使用者成瘾现象。这主要因为当时海洛因用药方法是口服，药物需要经过较长时间才能到达大脑起作用，同时用量也比后来的瘾君子低得多。

而当海洛因在全世界广泛流行以后，能引起严重海洛因成瘾的吸食和注射方法出现了。就这样，拜耳公司将一个恶魔释放到人间，导演了一场延续至今的滔天巨祸和无数的人间惨剧。

海洛因的发明者霍夫曼对拜耳公司有巨大的贡献，除了海洛因，他还发明了大名鼎鼎的阿司匹林。1946 年，霍夫曼孤独地死去，拜耳公司甚至没有给他发一个讣告。这么做的原因，所有人都心知肚明，但资本家的冷血，还是令人为之黯然一叹。

海洛因问世 56 年后，又一起药物导致的滔天巨祸发生了，这次的药物名字叫沙利度胺，它还有个好听的名字，叫反应停。释放出海洛因恶魔的是拜耳公司，而沙利度胺事件涉及的企业同样大名鼎鼎。

1953 年，一家叫 ciba 的药厂（医药巨头瑞士诺华的前身）在开发抗生素时合成了一种叫沙利度胺的药物。实验表明这种药物没有什么抗菌效果，失望的 ciba 公司于是放弃了对这种药物的进一步研究。然而，沙利度胺命不该绝，一家叫格兰泰的联邦德国公司（格兰泰集团前身）对它进行了进一步的研究，发现这种药物虽然没有抗菌效果，但却有镇静催眠作用，尤其令人振奋的是，这种药物能明显抑制孕妇的妊娠反应——这也是反应停这一名称的由来。

1957 年 10 月，沙利度胺被投放市场，此后很快风靡欧洲、非洲、拉美、澳大利亚及日本，被称为"没有任何副作用的抗妊娠反应药物"、"孕妇的理想选择"。

站在当时的角度看，认为沙利度胺"没有任何副作用"并非完全是药厂的信口开河。沙利度胺的有效剂量为 100mg，而普通人服用 14g，也就是 140 倍于治疗剂量的药物，依然没有问题。此外，科学家们也做了动物实验，没有发现它能导致胎儿畸形，对孕妇的观察也未发现任何不良反应。

一切似乎很完美，1960 年，在全球已经赚得盆满钵满的格兰泰公司和沙利度胺的北美总代理理查森·梅里尔公司兴冲冲地向美国 FDA 提交了上市申请。然而，他们恼火地发现他们碰到了一个不通情理的审查员：弗朗西丝·凯尔西。凯尔西怀疑该药物有可能对孕妇有不良影响并影响胎儿发育。尽管药厂提供资料证明他们已经在动物和孕妇身上做了研究，但凯尔西认为证据不足，要求对方补充临床实验资料。

恨透了凯尔西的代理商展开了强大的游说攻势，他们通过合法的方式在全美找了 1200 名医生，分发了 250 万片反应停，服用者超过 2 万人，造成很大的声势。但凯尔西不为所动。

正在双方拉锯的时候，一个晴天霹雳震惊了全球：沙利度胺被发现可导致胎儿严重畸形。这些婴儿有的是四肢畸形，有的是腭裂，有的是盲儿或聋儿，还有的是内脏畸形。而其中最典型最常见的，是"海豹儿"，婴儿四肢发育不全，短小如同海豹。

1961 年 11 月底，格兰泰公司不得不将反应停从联邦德国市场上召回，此后全球停止销售。1962 年，联邦德国组成调查委员会对事件进行调查，委员会通过临床与药物流行病学系统分析与研究最终证实：婴儿肢体短小畸形是由于孕妇服用沙利度胺所致。

全球禁用沙利度胺 9 个月后，短肢畸胎的流行得以中止。

然而，大祸已经铸成。据估计，仅联邦德国，沙利度胺就造成大约 1 万名畸形儿，其中约 5000 名婴儿存活。全球存活畸形婴儿数量约 1 万名，其中约 4000 名在 1 岁前夭折。

那么，为什么沙利度胺在之前的研究中显示非常安全呢？现在我们已经清楚，沙利度胺不会对大鼠胎儿致畸，因为大鼠缺乏人类的一种酶，无法将沙利度胺转化为有毒物质。而且沙利度胺致畸形的时间窗口非常短，仅在停经后 34～50 天服用该药才导致胎儿畸形。而格兰泰公司在孕妇身上做观察时选择的对象，恰恰不是在这个时间段服用药物。

上帝就这样给人类开了一个令人欲哭无泪的玩笑。

反应停，也就是沙利度胺事件，累及全球五十余个国家和地区，而美国幸免于难，仅有 17 名海豹儿诞生。以美国的人口数量和消费能力，如果沙利度胺在美国上市，这场灾难的规模简直无法想象。

弗朗西丝·凯尔西一夜成名。1962 年 8 月，为表彰凯尔西的贡献，约翰·肯尼迪总统授予她杰出联邦公民总统奖。后来，一颗小行星以她的名字命名为：6260 Kelsey。

1962 年 10 月，美国国会一致通过了柯弗瓦·哈里斯修正案。该法案强化了 FDA 的权威和职能，取消了药物向 FDA 申请后 60 天内未获批准即可自行上市的规定；明确了新药上市的必须程序；要求药物上市前必须向 FDA 提交临床实验证实的疗效和安全性双重信息；要求药物公司必须保留所有的药物不良反应记录；授权 FDA

将已经上市但被认为缺乏安全性或者有效性的药物予以取缔。

柯弗瓦·哈里斯修正案的通过成为药物监管史上最重要的一页，而美国 FDA 也成为全球最权威的食品和药物监管机构。

柯弗瓦·哈里斯修正案通过 40 年后，在地球的另一端，一名叫朱玉的新华社记者以一篇震惊全国的报道，揭开了另一起重大药物安全事件——"龙胆泻肝丸事件"的大幕。

龙胆泻肝丸，是一个有着 300 多年悠久历史的古方。按照中医的说法，龙胆泻肝丸"清肝胆，利湿热。用于肝胆湿热，头晕目赤，耳鸣耳聋，胁痛口苦，尿赤，湿热带下"。

龙胆泻肝丸的配方中，有一味药物，叫木通。按照中医的说法：木通归心、小肠、膀胱经，有利尿通淋，清心除烦，通经下乳的功效。

早年配方中所用的木通，主要指木通科的白木通或毛茛科的川木通。20 世纪 30 年代，东北出产的关木通进入关内，由于关木通价格低廉，逐渐占领了全国市场。80 年代，龙胆泻肝丸配方中的木通都成了关木通，并被写入药典。

与白木通和川木通相比，关木通中含有一种特殊的成分，叫马兜铃酸。

马兜铃酸，是赫赫有名的肾脏杀手，它创造了一个医学名词"中草药肾病"。它引起的肾脏损伤无法恢复，敏感患者极小剂量就可导致肾功能衰竭。大剂量马兜铃酸直接引起急性肾小管上皮细胞坏死肾衰竭，而低剂量摄入也会引起肾脏不可逆损伤。它的损伤是DNA 级别的，它会在肾内形成马兜铃内酰胺，进而形成 DNA 加合物，这种加合物物质性质稳定、难以降解，会在肾内长期存在，持续损害病人肾小管导致肾功能损伤并诱发癌变。

自 1991 年发现马兜铃酸中草药引起肾衰竭后，比利时、英、法、日、美等国陆续禁止含马兜铃酸的中草药。2000 年，WHO 甚至专门发出了马兜铃酸草药致肾病的警告。至 2004 年，全世界除中国大陆外，包括中国的香港和台湾地区均已全面禁用含马兜铃酸的中药材。

然而，在中药材的故乡，由于种种原因，并没有及时采取措施。龙胆泻肝丸被作为一种非处方药物在药店出售，而患者购买的主要原因是"去火"。

1998 年起，中国陆续出现大量马兜铃酸肾病患者。国内医学界专家多次向卫生部门反映龙胆泻肝丸导致尿毒症的问题，并不断呼吁健全中药的检验手段。

2001 年，SFDA 多次讨论马兜铃酸问题，内部通报，未向公众通报。

2003 年 2 月，新华社朱玉发表尿毒症病人调查通讯，龙胆泻肝丸事件大白于天下，举国瞩目，舆论哗然。迫于舆论压力，SFDA 将龙胆泻肝丸转处方药，称"要引导广大群众正确对待药品不良反应"。

2003 年 4 月，SFDA 终于发出通告禁用关木通，由木通（木通科川木通或白木通）替换关木通。原流通含关木通的龙胆泻肝丸不召回，按处方药管理，建议患者定期复查肾功能。

2004 年 8 月 5 日，SFDA 取消另外两种含马兜铃酸的中药广防己、青木香药用标准；另有四种含马兜铃酸的药物马兜铃、寻骨风、天仙藤和朱砂莲的中药加强管理，含四种药物的中药制剂按处方药管理，36 种含马兜铃酸的中成药方标注"含马兜铃酸，可引起肾脏损害"后放行。

禁用关木通的努力遭到了中医界的强烈反对。2003 年 4 月，关木通禁用前夜，由中国中药协会、中国医药保健品进出口商会主办的"第四届中医药战略地位研讨会"在北京召开，对 2 月份媒体爆炒的龙胆泻肝丸事件进行回应。各中药专家慷慨陈述中药的光荣历史与文化传承，并指出："中西药分属两类不同体系，不能用西医标准要求中医"。到会专家一致认为：无论是关木通还是含马兜铃酸的其他中药，如果按照中医药理论使用，就是良药；不按中医药理论使用，就很可能成为毒药。

而在关木通终于被禁用后，中医又华丽转身，由拼命地为关木通辩护，转为竭力撇清自己和关木通的关系。他们声称：古方里面用的是木通，不是关木通，中医是没有错的，错的是我们擅改了中医的古方。实际上，中医古籍中根本没有现代植物的分类方法，关木通、川木通、白木通各种称谓乱作一团，如果没有现代科学的干预，恐怕中医界至今也说不清关木通和其他木通的区别。

　　根据媒体说法，因为龙胆泻肝丸致病的患者约有十万，鉴于该病的诊断困难和漫长的潜伏期，实际数字可能要高很多。

　　龙胆泻肝丸的毒性医学界早已经发觉并多次提醒主管部门。然而，在长达几年的时间内，无论是监管部门还是药品生产企业，都没有主动向患者发出任何警示，更没有采取禁用和召回等措施，患者也未得到任何赔偿。而40多年前，药物安全事件推动药品监管制度建设革命性进步的一幕，也没有在中国上演。

　　龙胆泻肝丸涉及一家著名的中药企业有一句著名的古训，在药物监管尤其中医药的监管问题上，也许我们很多人都应该认真地读一读祖先的这句话：

　　修合无人见，存心有天知！

糖尿病：俭约基因与胰岛素

　　说起来，糖尿病很像是人类进化史上的一个黑色幽默。

　　糖尿病总和肥胖联系在一起，而一说起肥胖，很多人会不由自主地想起一项体育运动，是的，你猜对了，叫相扑。

　　20世纪末，日本有个牛叉的相扑运动员叫武藏丸光洋，他获得了相扑最高的横纲称号。武藏丸光洋本是美国夏威夷人，原名菲亚麻尔·佩尼塔尼，他加入相扑界时，体重"只有"147公斤。武藏丸的家乡是一个叫萨摩亚的小岛，岛上近2/3萨摩亚人是临床肥胖患者，而这个小岛也是全世界糖尿病发病率最高的地区之一：男性占25%，女性占15%。

　　关于糖尿病，在一本叫《潘多拉的种子：人类文明进步的代价》的书中提到一个理论，叫"俭约基因"。在人类处于狩猎采集时期时，糖尿病肯定是极其罕见的，因为那时候人类面临的问题是食物和热量的严重匮乏，在这种情况下，只有那些最能充分利用能量、身体热量消耗低的人，或者说拥有俭约型基因的人，才容易在生存竞争中胜出并将自己的基因繁衍下来。到了农耕社会，虽然食物供应已经有了改善，而且食物里面碳水化合物的比例明显增加，但是由于繁重的劳动，使得肥胖仍然不是问题，俭约基因的拥有者依然在生存竞争中占有明显优势。

然而，工业化时代以后，人类几乎在一夜之间告别了食物匮乏，进入了食物极大丰富的时代。但是，这个转折发生得实在太快，短短百年的时间，进化之神尚未来得及关闭人类的俭约基因，也未能清除刻在基因中对高热量、高蛋白、高脂肪饮食的偏爱和追求——这在物质匮乏时代对生存有极其重大的意义。于是，"俭约"的身体和基因，面对丰富的食物和热量，出现了严重的不适应。本来应该极其罕见的肥胖症和糖尿病，就这样成了现代社会的痼疾和人类进化过程中的黑色幽默。

武藏丸光洋的祖先，最早的萨摩亚人，是 3000 年前由东南亚前往太平洋岛屿定居的，这种超长距离的艰苦迁徙过程中，那些身体热量消耗低的人毫无疑问有更强的天择优势，那些拥有最强的俭约基因的人，到达了终点并将这种基因留给自己的后代。在现代文明社会，这种俭约基因制造了武藏丸光洋这样的相扑横纲，也使得萨摩亚成为糖尿病的重灾区。

糖尿病被人类认识已经有几千年，但是，发现糖尿病和胰腺的关系，却只是近 100 年的事情。

1889 年，两位德国生理学家意外发现，被切除了胰腺的实验狗，排出的尿竟然吸引了大量的苍蝇，检测发现，在这些尿液中含有葡萄糖。基于这个实验性糖尿病模型基础，他们把胰腺锁定为导致糖尿病的一级嫌疑犯。

1921年，一名叫弗雷德里克·格兰特·班廷的加拿大医生来到多伦多大学，想尝试从动物胰腺中提取能够控制血糖的物质。经过一番周折以后，他说服了生理学教授麦克劳德，答应给他几间实验室，并且委派给他一位助手，名叫查尔思·贝斯特。然后，麦克劳德就去度假了。

仅仅几个月后，人类糖尿病治疗史上里程碑式的突破在加拿大出现了：班廷和贝斯特从动物胰脏中提取出了胰岛素。

实验取得成功后，实验室负责人麦克劳德动员另外一位生化学家加入研究，很快解决了胰岛素提取纯度的问题。人类终于第一次拥有了可以战胜糖尿病的强大武器。

1922年1月11日，一个叫兰纳德·汤姆森的14岁小男孩第一个接受了胰岛素注射，当时他的预期寿命仅有几个星期。实验成功了，孩子的血糖恢复正常，尿糖及尿酮体消失。这个原本只有几个星期寿命的孩子后来活到了27岁，死于一场车祸导致的支气管肺炎。

与汤姆森一样幸运的还有一个叫伊丽莎白的女孩，伊丽莎白的家庭非常富裕，她父亲是后来成为美国国务卿和大法官的查尔斯·休斯。然而，含着金汤匙出生的伊丽莎白，在1919年被查出患有糖尿病。那一年，伊丽莎白只有12岁。

在当时，这种儿童糖尿病诊断后的生存期一般不超过一年，医生对这种疾病唯一有效的手段，是残酷至极的饥饿疗法：严格限制患者的营养摄入，以糖尿病患者严重营养不良骨瘦如柴为代价，延长数年的生命。伊丽莎白的父母选择让女儿接受这种残酷的疗法，并期待奇迹的出现。

到 1922 年，15 岁的伊丽莎白已经奄奄一息。苦苦坚持了 3 年的父母终于绝望了，他们把她接回家中，准备陪伴她度过最后的日子。

就在这时，班廷发现胰岛素的消息传到了他们耳中。

1922 年 8 月，伊丽莎白接受了胰岛素注射，此时，15 岁的她体重只有 20 公斤，预计寿命只有几个星期。

接受注射 5 周后，伊丽莎白的体重增加了 5 公斤。她活到了 75 岁，期间结婚并生育 3 个子女，最后死于心脏病。

一唱雄鸡天下白，天若有情天亦老。医学的每一次进步，都夺天地之造化，改生死之定数。

2013 年，全球糖尿病患者数量高达 3.82 亿人。随着经济的发展和生活水平的改善，中国糖尿病患者数量呈爆发式增长，至 2013 年，中国糖尿病患者数量约 1 亿人。而胰岛素，目前为止依然是糖尿病治疗中最重要的药物。班廷的这项划时代发现，不知挽救了多少患者的生命。

1923 年，弗雷德里克·格兰特·班廷作为胰岛素的发现者获得诺贝尔生理学或医学奖。遗憾的是，他的助手查尔斯·贝斯特未能获奖，与他一起获奖的是约翰·麦克劳德。麦克劳德并未参加任何有关胰岛素的实验，他在实验报告署名只是因为他是实验机构的负责人。班廷把一半的奖金分给了自己的助手贝斯特，但与诺贝尔奖失之交臂成了后者终生的遗憾。

为纪念班廷爵士的巨大贡献，世界卫生组织和国际糖尿病联盟将班廷爵士的生日——11 月 14 日定为"世界糖尿病日"。

胰岛素由胰岛 β 细胞分泌，是目前发现的唯一能降低血糖的内分泌物质，也是糖尿病治疗中最重要的药物。

早期的胰岛素，是从猪和牛等动物身上提取的，猪和牛的胰岛素与人的胰岛素在结构上有细微的差异，所以容易产生抗体影响疗效。后来，拜转基因技术所赐（是的，你没看错，转基因），科学家将人类合成胰岛素的基因导入微生物中，获得了与人体胰岛素完全相同的高纯度人胰岛素。同时，科学家们通过对人胰岛素进行加工，获得了比普通胰岛素效果更持久的中效和长效胰岛素。

现在，市场已经为糖尿病患者提供笔状的注射器，可以自行注射，胰岛素就储存在注射笔的笔芯中，保存方便，使用简单。每个笔芯含 300 单位胰岛素，价格仅 50 元左右，可供普通糖尿病患者使用大概一周，治疗成本非常低廉。

更先进的胰岛素泵，可以模拟正常胰腺的功能，将需要的胰岛素持续不断地注射到患者皮下，保持全天血糖稳定。

关于胰岛素的使用，很多糖尿病患者存在几个误区：

第一个误区是：注射外源性胰岛素会"废掉"自身的胰腺，形成对外源性胰岛素的"依赖"。因此胰岛素能不用就不用，能少用就少用，能晚用就晚用。

临床上糖尿病一般分成两种类型，1 型糖尿病主要是胰岛素分泌不足，而 2 型糖尿病患者早期胰岛素分泌能力并没有下降甚至还高于正常，但人体组织细胞对胰岛素的敏感性下降，导致胰岛素不能正常发挥作用，这种现象称为胰岛素抵抗。

打个比方，1 型糖尿病相当于敌人数量没变，我们的军队数量不足了；而 2 型糖尿病相当于我方军队没事，但是敌人数量增加了。

对于 1 型糖尿病患者，要尽早使用胰岛素；而对于 2 型糖尿病患者，在口服药物和饮食控制效果不佳的情况下，也要尽早使用胰岛素。长期的糖尿病导致胰岛细胞超负荷工作，损害胰岛细胞的功能，形成恶性循环，而及时补充外源性胰岛素不仅不会损伤自身胰岛细胞功能，还可以使自身胰岛细胞得以休养。

无论是自己军队太少，还是敌人数量增加，及时补充援军肯定能保证自己现有的军队不再快速减员，是不是？

第二个误区是：血糖高点就高点吧，没啥大不了的。

糖尿病是一种慢性疾病，高血糖对机体的损伤是日积月累逐渐形成的。糖尿病如果早期不积极治疗，在短期内可能确实不会出现什么大问题，但这些损伤逐渐累积起来，最终会在几年或十几年后导致严重问题。

它会损害你的肾脏，导致你肾功能衰竭；它会损害你的眼睛，导致你视力严重受损甚至失明；它会损害你的神经系统，导致你肢体感觉下降；它会损害你的末梢循环，导致你肢体出现难以治愈的溃烂和坏死。

糖尿病患者只要积极治疗，稳定控制血糖，就可以长期正常生活。而一旦糖尿病的各种并发症出现，会严重损害患者的健康和生活质量。

所以，对于糖尿病，一定不要掉以轻心，你每一天的拖延，都会增加机体的损伤。

第三个误区是：糖尿病，西医治标不治本，中医可以"除根"。

实话实说，现代医学目前确实难以一劳永逸地根除糖尿病，而且短时间内也看不到这种希望。但是，现代医学已经提供了可靠简便而廉价的治疗手段，只要患者坚持正规治疗，也可以长期保持身体健康和高质量生活。

对于中医，我把一句话放在这里：所有宣称能"根治"糖尿病的中医，全部是骗人的，无一例外。

重复一遍：无一例外！

吴佩孚之死与路德维希咽峡炎

1939年，中国死了两个很有名的人：1939年12月4日，前北洋军阀巨头吴佩孚因牙病死于当时已经被日本人占领的北平；此前不久，1939年11月12日，一个叫白求恩的加拿大医生，因为手术中划破手指，伤口感染导致败血症，死于抗战前线。

死于沦陷区而且拿着伪政府补贴的吴佩孚，却得到了死在抗战前线的白求恩望尘莫及的哀荣。吴佩孚的葬礼据说是"中华民国"成立以后最隆重的一次。装殓吴佩孚尸体的棺材，是金丝楠木做成的，号称北方第一棺。北平的日本占领军和汉奸政权重重祭奠了这位大人物，日军侵华最高司令官也参加了公祭仪式，华北日占区的各省市三日之内均下半旗志哀。

而远在重庆的国民政府，亦对其深表哀悼，不仅追赠吴佩孚为一级上将，还为吴佩孚举办了盛大的追悼大会。中共元老董必武也发表谈话对吴佩孚大加赞扬。陪都的报纸上，更誉吴为"中国军人的典范"。同时，关于吴佩孚被日本人谋杀的说法，也开始被大肆渲染。

按照国民政府的说法，吴佩孚虽然身陷敌后，但坚贞不屈，坚决不被日本人利用，最后日本人招安不成，起了杀心——趁吴佩孚患牙病之机，派日本医生将吴佩孚杀死。

谋杀说无疑最符合国民政府的政治需要。在全民抗战的形势下，一个坚决不被日本人收买，坚决不做汉奸，宁死不屈，最后以死报国的大英雄大豪杰，无疑对激励国民的斗志有巨大的作用。吴佩孚是不是被日本人杀的不重要，重要的是，为了激励国人，国民政府需要他是被日本人杀的，所以最后他就只能是被日本人杀的。

实际上，仔细推敲一下的话，这种"谋杀说"其实站不住脚。

首先日本人没有杀他的必要。

面对日本人的诱降，吴佩孚保持大节算是没错的，但如果说他有多坚贞，那却也未必。与吴佩孚同样出身北洋且身为北洋三杰之一的段祺瑞，面对居心叵测的日伪当局，毅然选择了从天津南下，脱离日本人控制，投奔国民政府，受到了蒋介石的厚待。而吴佩孚却始终在日占区待着没动。

吴佩孚当时的表现是很矛盾的。一方面，他质问张学良为什么不抵抗，也通电反对伪满洲国；但另一方面，他明知道自己是日伪拉拢的对象，却依然留在北京不走，他的旧部齐燮元出任伪京津卫戍司令，他也没断了交往。伪政权聘他为顾问，每月送车马费4000元，他也不声不响地收下了。

　　说白了，吴佩孚是读书人，年纪也大了，实在拉不下脸来做汉奸是真的。但是他的气节，却远没有国民政府吹嘘的那么坚定。他不愿坏了名声，同时又明哲保身，在这种情况下，日伪政权除掉他的理由并不充分。

　　在当时的情况下，对日本人来说，杀掉吴佩孚绝对是有害无益的。吴佩孚虽然下台，但北洋旧部众多，杀掉吴佩孚，显然不利于日本的拉拢工作。而且，杀掉一个毫无实权的吴佩孚给中国人制造一个坚贞不屈的民族英雄榜样，对日本也绝非好事。

　　最后，即使日本人真的要杀吴佩孚，有这么杀的吗？如果想杀吴佩孚立威，那就不如痛痛快快公开杀；如果想杀吴佩孚除隐患，那就应该悄悄地动手尽量不着痕迹；如果想立威又不便公开干，那暗杀于街头就是了。找个医生跑到人家里，在家人全在场的情况下一刀捅死，这不是存心把屎盆子往自己脑门上扣吗？日本人哪有这么傻！

　　那么，吴佩孚的死因到底是什么呢？关于吴佩孚死前的病情记载有很多，其中有颇多矛盾之处。比较靠谱的，应该是吴佩孚幕僚汪崇屏先生的采访记录——《汪崇屏先生访问纪录》，还有吴佩孚后人吴运乾和吴运坤写的《先祖父吴佩孚的生前身后事》。抛开记录中的个人倾向，我们尽量客观地将吴佩孚的病史还原一下。

　　1939 年 11 月 24 日，吴佩孚吃羊肉水饺时，一块碎骨渣或者沙粒之类的东西不巧嵌入左边一只镶有金牙套的槽牙的牙缝里，家人请了一个日本牙医到家里诊治，医生替吴佩孚拔出了这颗坏牙。既然镶着牙套，想来这颗牙早已坏得够呛，有严重的龋病。这次难以忍受的疼痛，应该是异物刺激引起的急性牙髓炎或者牙周的感染。

不幸的是，拔除这颗牙并没有缓解吴佩孚的病痛，相反，拔牙后出现了严重的感染，吴佩孚左腭肿疼，粥水难咽，"腮部肿胀，继而高烧昏迷"。

在这段时间里，吴佩孚和家人病急乱投医，先后请了三名中医治疗，效果不佳。吴佩孚一会儿浑身发冷，一会儿发热。后来又赶忙将德国医院的德籍医生史蒂福斯请来，德国医生检查后，发现吴佩孚白细胞太少，建议输血和手术，但由于吴佩孚反对，最终也没有开刀输血。到 12 月 3 日，吴佩孚觉得自己要不行了，开始嘱托后事。

12 月 4 日早晨，德国西医再次建议入院开刀，吴佩孚依然坚决不肯去，他的家人开始准备后事。这时候，那个倒霉的日本医生来了，而且是吴佩孚的旧部齐燮元陪着来的。

吴佩孚不让德国医生治，自然也坚决拒绝日本医生治疗。最后在齐燮元的一再坚持下，同意让日本军医试一试，这位日本军医也同意试一试。据吴佩孚后人记载，当时情况是这样子的："当时是由我父亲扶护头部，母亲也在侧，川本、齐燮元现场监督。日医用手术刀在浮肿的右腮下气管与静脉的部位一刀割下，血流如注，先祖父顿时气绝。"大家注意，日本医生的手术切口并非在口腔内进行，而是在腮部下方，这个手术切口的位置对于我们的病情分析非常重要。

实际上，吴佩孚死亡的根本原因，应该是一种极其严重的牙科并发症：路德维希咽峡炎（Ludwig's angina）。

路德维希咽峡炎，也称脓性颌下炎，也称口底多间隙感染，又称口底蜂窝织炎，多由口腔或牙根感染引起，以拔牙后多见。病原菌除咽部常见的溶血性链球菌外，多为厌氧菌，是口腔内感染在口底蜂窝组织内蔓延扩散的结果。

由于感染在口底间隙的蔓延和扩散，患者首先会出现颌周（腮部）自发性剧痛，灼热感，皮肤表面粗糙而红肿坚硬。病变初期，肿胀多在一侧，如炎症继续发展，会扩散至颌周整个口底间隙。患者语言不清，吞咽困难，不能正常进食。如肿胀向舌根、会厌或颈前发展，则可阻塞呼吸道，出现呼吸困难，并有发生窒息的危险。

在出现严重的局部感染症状的同时，由于大量的毒素和细菌入血，患者会出现严重的全身感染症状和脓毒症表现，包括寒战、发热、白细胞计数升高或者下降。脓毒症发展到最后，会出现休克、昏迷、呼吸衰竭等表现，并最终导致患者多脏器衰竭死亡。

我们了解了路德维希咽峡炎的表现，再和吴佩孚当时的情况对比一下，是不是非常符合？

在当时没有抗生素的情况下，德国医生提出的治疗方案是科学合理的。一方面输血纠正患者全身情况，一方面手术处理感染病灶。

感染病灶的处理方法是切开脓肿进行引流，让脓液流出，减轻组织内压力，避免感染进一步扩散和细菌、毒素继续不断地进入血液。路德维希咽峡炎的引流手术一般是在下颌骨下缘做横行切口，切开颈阔肌及深筋膜，然后在两侧下颌舌骨肌间做一垂直切口，向上分离进入舌下隙，做扩腔引流。从吴佩孚后人描述的那个日本军医的切口位置看，对方正是要做这种引流手术。事实上，如果吴佩孚听从德国医生的话及时处理，他还是有生还机会的。可惜吴佩孚一再自误，最终断送了自己的性命。

至于那位倒霉的日本军医，说实话，他当时敢给吴佩孚做切开引流手术，胆子实在不是一般的大。从治疗角度，他选择给吴佩孚做手术并没有错，虽然已经错过了最佳时机，患者身体状况已经很差，但毕竟还有一线机会可以争取，强过等死。

但是从风险角度，这个手术几乎把医生最忌讳的事情都占全了。

首先是手术风险非常大。手术虽然是救命的，但手术是有创治疗，本身就是一种损伤。脓毒血症的病情进展是非常快的，会短时间内对包括心肺在内的多个脏器造成严重损伤。吴佩孚已经66岁，本身就年老体弱，再加上疾病的折磨，手术耐受能力极差，手术刺激很容易引起患者出现意外甚至导致患者死亡。即使手术中能挺过来，在当时没有抗生素的条件下，吴佩孚能否最终活下来依然是未知数。

其次是患者及家属都反对手术。这种风险极大的手术，如果家属和患者不强烈要求或者至少表示支持，几乎是没有医生敢做的，否则一旦患者死亡，那就等着家属当医闹吧。

最后，吴佩孚名气太大。如果搞砸了，全世界都知道是你干的，跳进黄河都洗不清，事实上最后也确实没洗清。吴佩孚死后，这个医生差点没被吴家人当场拿枪打死，而且背了个害死吴佩孚的名声直到现在。

果不其然，这个脑袋一根筋、毫无医患纠纷防范意识的日本医生一刀下去，吴佩孚就不行了。

为什么吴佩孚会术中死亡呢？路德维希咽峡炎的感染发展到一定程度，会有咽喉部肿胀和呼吸道阻塞。在这种情况下，手术的牵拉挤压以及手术对迷走神经的刺激，有可能导致严重的咽喉部和气管痉挛，引起患者出现严重窒息，而窒息一旦发生，在没有抢救设备和措施的情况下，患者短时间内就会死亡。

同时，作为高龄患者，吴佩孚心脏功能本来就差，脓毒症也会对心脏造成严重损害。在局部炎症严重的情况下，麻醉药物效果有限，手术中的疼痛刺激可引起患者突发心脏病死亡。而手术对迷走神经的刺激，也可诱发心搏骤停，导致患者死亡。

吴佩孚死前3周，伟大的国际主义战士白求恩去世。他1939年10月下旬在涞源县摩天岭战斗中抢救伤员时左手中指被手术刀割破，后给一个伤员做手术时受感染，导致伤势恶化，转为败血症，于11月12日凌晨在河北省唐县黄石口村逝世。

一个牙齿，断送了一代枭雄；一根手指，断送了一代名医。

吴佩孚死前 11 年（1928 年），英国微生物学家弗莱明发现了青霉素。

吴佩孚死的那年（1939 年），弗莱明将菌种提供给准备系统研究青霉素的英国病理学家弗洛里和生物化学家钱恩。

吴佩孚死后 2 年（1941 年），青霉素对链球菌、白喉杆菌等多种细菌感染的疗效获得临床证实。

吴佩孚死后 3 年（1942 年），青霉素开始大批量生产。

吴佩孚死后 6 年（1945 年），弗莱明、弗洛里和钱恩因"发现青霉素及其临床效用"而共同荣获了诺贝尔生理学或医学奖。

现代医学的新纪元，开始了。

张学良的毒瘾与中华民族的 14 年苦难

1931 年 9 月 18 日，这一天是中华民族永远的耻辱日，在这一天，日本关东军制造事端，向中国军队发起攻击，这就是著名的九一八事变。令全世界目瞪口呆、令国人痛心疾首的是，张学良的东北军竟然采取不抵抗政策，撤入关内，不到半年时间，日军即占领东北全境。110 余万平方公里的国土沦陷，3000 余万同胞从此开始了长达 14 年的亡国奴生涯。更为严重的是，九一八事变得逞如此容易，大大刺激了日本政府的野心，日本国内的侵华势力占据上风，最终导致了日本的全面侵华战争。中华民族苦战 14 年，承受了无穷的苦难，付出了惨痛的牺牲，才在盟军的帮助下取得战争的胜利。

回过头来看这段历史，有一个令人百思不得其解的问题：为什么张学良会不抵抗？

有人说，张学良不抵抗是奉了蒋介石的命令。

这根本站不住脚。首先，张学良虽然改旗易帜，名义上归附中央，但实际上，他是一个不折不扣的军阀。整个东北军唯他马首是瞻。当初中原大战，蒋介石为了让张学良出兵，仅开拔费就给了五百万元，他哪可能真正指挥得动张学良。事实上，九一八事变后，蒋介石和中央政府多次命令张学良务必守住锦州，堵住东北通往华北的门户，但张学良执意不从。全军从锦州撤退，将锦州交给日军，使得华北门户洞开，埋下无穷祸患。而且，张学良晚年也公开承认，不抵抗是自己下的命令，与蒋介石无关。

还有一种说法，是张学良错估了形势。这也是张学良自己的解释，他晚年接受采访时说：我判断日本人不会占领全中国，我没认清他们的侵略意图，所以尽量避免刺激日本人，不给他们扩大战事的借口。

这种说法同样站不住脚，冲突发生时你没看清日本人的意图，那第二天呢？第三天呢？一个月后呢？两个月后呢？日本占领北大营的时候你没看清日本意图，那日本占领沈阳后呢？占领奉天后呢？为何直到 12 月份，在中央政府一再要求其抵抗的情况下，依然将华北门户锦州拱手相让，依然不抵抗？如果到这时你还没看清日本的野心，那未免太蠢了吧！

还有人认为，中日国力悬殊，张学良为保存实力，选择不抵抗。

这种说法依然站不住脚。于私，皇姑屯事件，日本人暗杀张作霖，张学良与关东军有杀父之仇；于公，作为封疆大吏，张学良守土有责。即使从最自私的角度出发，东北是奉系军阀的老巢，是张学良的根基所在。张学良不战而逃，不仅丢失了自己的基业，令自己实力大损, 更是被举国唾骂, 成为千夫所指, 最后被迫通电下野。

当时的情况确实是日本强而中国弱。但是, 日本侵略中国, 首先要衡量自己可能付出的代价。事实上, 在是否要侵华的问题上, 日本内部存在严重分歧。关东军发动九一八事变, 根本就是背着大本营搞的私自行动。事件发生后, 大本营多次试图阻止事态。日本当时的若槻内阁对于关东军发动的九一八事变基本持反对态度, 9月19日, 日本内阁制定了"不扩大事态"的处理方针, 要求事变不得扩大。9月25日, 日本代表在"国际联盟"宣布了日本政府的方针: 一、日本对中国没有领土野心; 二、日本的军事行动是为了保护当地的日本居民; 三、日本军队将立刻开始撤退。

九一八事变时, 张学良的东北军与日本关东军的数量是16.5万对不到2万。关东军没有空军, 装备优势也不明显。东北军在关内, 还有10万军队可以随时支援。如果东北军能有所作为, 遏制日军势头, 令其付出沉重代价, 中国顶多做一些赔偿, 出让一些权利甚至领土, 绝不至于将百万平方公里国土拱手送人。恰恰是中国的不抵抗, 令日军以微小的不值一提的代价轻易占领了东北, 才极大地刺激了日本的野心, 使得日本主张侵华的势力彻底压倒了主和势力, 为以后的日本全面侵华埋下了伏笔。

那么, 是张学良傻得不可救药了吗?

张学良虽然年轻, 但绝非庸才, 就在九一八事变前一年, 也就是1930年, 同样是9月18日, 张学良在中原大战的关键时刻通电全国，出兵华北。张学良的出兵直接导致反蒋联盟的彻底失败。中原大战后，张学良不仅毫发无损，还从蒋介石那里敲诈了巨额军费，获得了"中华民国"陆、海、空军副司令的职位和晋、冀、察、绥四省和平、津、青岛三市的地盘，以及整编后的晋军和西北军一部。这样的一个人，有可能是傻子吗？

那么，到底是什么原因，导致张学良做出了这样一个愚不可及遗臭万年千夫所指的不抵抗决定呢？他被鬼附身了吗？

是的，张学良当时确实被鬼附身了，这个掏空了张学良的意志精神和男儿血性，令其变成一具行尸走肉，在国难当头时无视国恨家仇，无视军人荣誉，无视千夫所指，无视千秋史册不愿抵抗的魔鬼，叫毒品。

毒品这个话题，对中国人来说实在太沉重了。直到今天，仍然时不时传出一些明星和公众人物吸毒的消息。令人感到可怕的是，竟然有很多人为这种行为辩解，甚至公然要求毒品合法化。

如果要想很专业地了解毒品的危害，涉及的专业知识和名词实在太多，我尽可能以通俗一点的方法来解释一下毒品的危害。

在我们的大脑内，有两个相互对立而又相互平衡的机制：一个是奖励机制，一个是惩罚机制，前者令我们愉悦，而后者令我们难过。这种奖惩机制，对我们的生存至关重要，我们吃到美食的那种快感，以及饿肚子时的那种痛苦，其实是在激励我们不断寻找食物以生存。我们在爱情中的欢愉，以及孤单时的悲凉，其实是在激励我们不断寻找配偶以繁衍后代。

而毒品，改变了这种平衡，毒品直接作用于人的大脑，取代了人体的奖励机制，令人感受到远超于正常的快感和兴奋。这种快感有多强呢？据说，初次注射海洛因产生的快感远超性高潮无数倍而且持续时间极长。

直接作用于大脑的毒品带来的极度快感，轻易就破坏了人体自身的奖惩机制。然而，这种快感并不能持续，使用毒品一段时间后，大脑不仅不能再产生这种极度的快感，相反连正常的带给人愉悦感的奖励机制都没了。人只有通过不断地注射毒品并不断增加剂量，才能勉强维持奖励机制和惩戒机制的平衡。一旦停止注射或者减量后，大脑里就只剩下惩戒机制了，人就会处于无穷无尽的痛苦之中，这种痛苦唯有毒品才能解脱。

当毒瘾发展到这个阶段，吃饭对人已经不重要了，重要的是毒品；性爱对人已经不重要了，重要的是毒品；睡觉对人已经不重要了，重要的是毒品。人世间的一切都已经不重要了，重要的只有毒品。

对一个深陷毒瘾的瘾君子而言，他全部的人生就只剩两件事：寻找毒品，使用毒品。为了毒品，父母可杀，亲人可骗。为了毒品，瘾君子可以践踏人间的一切道德和律法。当毒瘾发作的时候，瘾君子甚至用尿和污水给自己注射毒品，只为了节约那一点点的时间，只为了让自己早几分钟脱离那炼狱般的痛苦。

当时的张学良，就是这样一个瘾君子。

张学良的毒瘾，染上不是一天两天，最初是吸食鸦片，其后又改成注射吗啡。张学良富甲天下，无须担忧毒资问题，所以毒瘾日渐加重。在 1930 年，他虽然已经毒根深重，但在毒品不缺的情况下，尚能勉强处理事务。而到了九一八事变爆发的时候，张学良已经彻底被毒品摧毁了。

九一八事变时张学良的身体是个什么状态呢？

1932 年 3 月，张学良下野来到上海。这时，九一八事变才过去半年，端纳见他时，觉得"这个人已病入膏肓，对他自己和国家来说，都毫无价值了"。

而更早时，热河兵败后黄绍竑在北平会晤张学良时，见他"骨瘦如柴，病容满面，精神颓丧，大家都为这位少帅的精神体力和指挥威望担忧"。

不久前，网上曾流传一个当年九一八事变后张学良发表声明谴责日本的视频。视频中的张学良两眼无神、面黄肌瘦、精神萎靡、中气不足，哪有半点少帅的风姿。

九一八事变爆发时，张学良正在北京协和医院住院。我们基本可以断定，当时的张学良已经成为一个完全被毒品控制，完全被掏空了精气神的行尸走肉。对于这种瘾君子来说，只要能获得毒品和使用毒品，其他的一切对他来说都不重要，包括国恨、家仇、军人的荣誉、同胞的苦难。

日本人进攻北大营，他不抵抗；

日本人占领沈阳，他不抵抗；

日本人占领锦州，他不抵抗；

日本人占领全东北，他不抵抗；

甚至，当面临全国声讨被迫下野时，他依然没有抵抗。

他的精力和体力、意志和精神、尊严和血性，已经完全被毒品掏空了。

夜半军书告急来，难熬毒瘾正相催。国恨家仇且休顾，快将吗啡打一回。

雪上加霜的是，自从恩师郭松龄叛变以后，张学良不相信任何人，所有事物都是自己独断。当他成为一具行尸走肉的时候，竟然没有人能替他做决策。

1932年，旅欧之前，在宋子文和杜月笙等人的劝说下，张学良终于下决心戒毒。与他同时戒毒的，还有他的夫人于凤至和情人赵四小姐。

很难讲张学良的戒毒是自愿还是被迫，在戒毒期间，张学良还曾偷偷吃药。但在德国名医米勒博士的帮助以及宋子文和杜月笙等人的监督下，张学良终于成功地戒除了毒瘾。也很难讲张学良后来有没有偷偷复吸，但至少，历史记载是：他戒了。

张学良的戒毒过程可谓惨烈无比，米勒医生接管了张学良卫队和亲随的指挥权，并赶走张学良的私人医生。将张学良捆在床上，听任其哭号求救而不予理睬。

　　戒除毒瘾的张学良，很快恢复了健康，体重增加，精神健旺。先是赴欧洲旅游，回国后再次执掌兵权，曾经潇洒风流的少帅终于回来了。然而，历史已经无法改变，东北的沦亡已成为既定事实。不抵抗将军的绰号，时时刻刻折磨着张学良，收复东北，弥补罪愆，成了他孜孜以求的目标。1936年12月12日，重新迸发出东北男儿血性的张学良发动兵谏，扣留蒋介石，逼蒋抗日。最终促成第二次国共合作，全国军民携起手来共御外敌。

　　1945年8月，日本战败投降，东北光复。相信此时幽囚中的少帅必定百感交集，泪流满面。

　　张学良几乎被囚禁了一生，冤枉吗？我不觉得。相对于因不抵抗而丢弃百万国土、三千万同胞的罪愆，一生的幽囚真的不算太重。

　　历史无法假设，但我们依然忍不住要问，如果张学良当时没有那么严重的毒瘾，能够妥善处置九一八事变，中华民族会经历14年抗战这样一场惨绝人寰的浩劫吗？甚至，如果张学良没有那么严重的毒瘾，对其身体情况和精神状态肯定了如指掌的石原莞尔等人，敢于狂妄地宣称用把竹刀就能吓退张学良，敢于发动九一八事变吗？没有九一八事变，没有不抵抗，没有如此轻易的胜利，会有以后日本的全面侵华吗？

　　我不知道，但是无论如何，我们不要忘记：

1931 年 9 月 18 日，那一天，整个中华民族的命运，就操控在这样一个被魔鬼夺去了灵魂的瘾君子身上。

历史就是这样让人欲哭无泪。

大明帝国的气数与张居正的痔疮

如果不算八国联军那次，中国和日本在历史上，有过三次正面交锋的战争。一次是明朝的抗日援朝，一次是甲午战争，一次是14年的抗日战争。这三场战争中，14年抗战，中国通过浴血苦战和盟友帮助，在付出了惨痛代价后取得了名义上的胜利，属于惨得不能再惨的惨胜。甲午战争，中国完败，日本将大清帝国踩在脚下，走上了繁荣富强的道路。而明朝的抗日援朝战争，中国则是取得完胜，朝鲜战争后300年，日本只能乖乖地龟缩一隅，不敢有西窥之心。

而朝鲜战争，只是万历朝的"万历三大征"之一。从1592年至1600年，明朝先后进行了三次大规模的军事行动，分别为平定蒙古人哱拜叛变的宁夏之役、抗击日本丰臣秀吉政权入侵的朝鲜之役，以及平定苗疆土司杨应龙叛变的播州之役。

打仗是最烧钱的活儿，这三次大规模军事行动耗费了明政府1200万两白银。三大征实际军费由内帑和太仓库银足额拨发，短短八年时间，三大征全部完胜不说，三大征结束后，内帑和太仓库仍有存银，远未达到伤筋动骨的地步。

此时的大明王朝，可谓兵精将强，国库充裕。可惜，这只是大明王朝最后的余晖。此后的大明朝就一直沿着下坡路奔下去，直到最后的灭亡。

而令大明王朝能够焕发出最后的光辉，并差一点就令大明实现中兴的人，叫张居正。三大征前十年，张居正就已经不在人世，他死后被皇帝抄家并险些开棺鞭尸，他的家人或饿死或流放，他励精图治推行的改革也已经付之东流。但是，三大征的精兵良将和充裕军费，无不是他生前呕心沥血留下的家底。

人才分好几种，其中最难得的一种，叫无双国士。这种人能够逆天改命，能够决定王朝兴衰，能够影响历史走向。这种人，可遇不可求。明朝的嘉靖、万历两朝的皇帝，其昏聩程度令人发指。嘉靖一心修玄，不管洪水滔天，他死后的大明朝，已经成了一个烂得不能再烂的摊子。而万历皇帝也不遑多让，这个明朝享国时间最长的皇帝，隐居深宫数十年，不见朝臣，不理朝政，放出太监四处扰民搜刮。后人说：明之亡，实亡于神宗（万历）。

这么两个烂皇帝没把大明朝搞亡，还能有三大征这样的威风，很大程度上是因为一个人：张居正。

隆庆六年，万历皇帝登基，张居正代高拱为首辅。当时皇帝年幼，一切军政大事均由张居正主持裁决。张居正在任内阁首辅10年中，实行了一系列改革措施。他采取"考成法"考核各级官吏，使得吏治肃然。他清仗田地，推行"一条鞭法"，大大增加财政收入，一举扭转长期的财政赤字。他任用戚继光、李成梁等名将镇北边，用凌云翼、殷正茂等平定西南叛乱。一时之间，本已暮气沉沉朝不保夕的大明王朝，重新焕发生机，出现了中兴气象。

可惜，张居正仅仅做了 10 年首辅就死了。勇于谋事拙于谋身的张居正死后，万历皇帝执掌大权。在他将张居正的遗产败光以后，万历新政带给大明朝最后的余晖也就逐渐散去。

张居正死的那年，只有 57 岁。如果张居正不死，能够再执政一二十年，大明朝的气数会不会在他死后区区 62 年就终结，实在是未知之数。

关于张居正的死因，与张居正差不多同时期的王世贞在《嘉靖以来首辅传》中说："（张）得之多御内而不给，则日饵房中药，发强阳而燥，则又饮寒剂泄之，其下成痔。而脾胃不能进食。"王世贞一向看张居正不顺眼，这段话未免太诬，而且也没有科学依据。他提到了张居正患有痔疮而且死前脾胃不能进食，这应该是可信的。至于其他的，怕是自己想象的成分多些。

而比较主流的说法，也认为张居正是死于痔疮发作。万历九年，从张居正故乡荆州来了一位民间医师给辗转卧榻的张居正治病。他给出的方子对痔疮治疗效果不错，但极大损害了张居正的健康。据张居正奏章说"臣宿患虽除，而血气大损，数日以来，脾胃虚弱，不思饮食，四肢无力，寸步难移"。张居正在《答上师相徐存斋三十四》中也说："贱恙实痔也，一向不以痔治之，蹉跎至今。近得贵府医官赵裕治之，果拔其根。但衰老之人，痔根虽去，元气大损，脾胃虚弱，不能饮食，几于不起。"

那么，治疗痔疮何以造成如此严重的健康损害呢？有人认为是医生给张居正做了痔疮切除手术，是手术的损伤导致的。说实话这几乎不可能。痔疮切除手术听起来容易，却也不是在没有麻醉和止血技术的年代可以完成的。痔疮本身就是曲张的静脉团块，手术出血量相当大。更重要的是，如果没有良好的麻醉和肛周肌肉的松弛，患者手术时肛门会本能地绷紧，根本无法有良好的手术视野和操作空间。

要想搞清楚张居正的死因，我们先来看看当时的人是如何治疗痔疮的。张居正说他的医生将痔疮"拔其根"，那个年代的医生是如何给痔疮患者拔根的呢？

张居正死于 1582 年，有一本成书于 1617 年的著名著作《外科正宗》，详细记载了当时的痔疮治疗方法。书中明确指出："诸痔欲断其根，必须枯药。"而且详细记载了治疗方法："凡疗内痔者，先用通利药荡涤脏腑，然后用唤痔散涂之肛门内，片时自然泛出，即用葱汤洗净，搽枯痔散，早午晚每日三次，俱用温汤洗净，然后搽药，轻者七日，重者十一日，其痔自然枯黑干硬，停止枯药。其时痔边裂缝流脓，换用起痔汤日洗一次，待痔落之后，换搽生肌散或凤雏膏等药生肌敛口，虚者煎服补药，其口半月自可完矣。"

也就是说，当时对痔疮"断根"的方法，不是切除，而是"枯法"，是使用一种叫枯痔散的药物涂在痔疮上，令痔疮自行干枯坏死并最终脱落。那么，这种枯痔散是什么成分呢？好在该书作者陈实功前辈没有将配方作为不传之密藏起来待几百年后申请个国家保密配方，而是很大方地公布了出来："枯痔散内用白矾，蟾酥轻粉共砒霜。再加童子天灵盖，枯痔方中效岂凡。"

枯痔散的主要成分是：白矾、蟾酥、轻粉、砒霜，还有童子的天灵盖。

白矾还好，且不去说他。童子天灵盖也不去说他。蟾酥是蟾蜍表皮腺体的分泌物，轻粉是氯化亚汞结晶，两者均有毒。而砒霜更是大名鼎鼎的毒药三氧化二砷。

说白了，所谓的"枯法"，就是利用这些有毒的东西敷在痔疮上，令痔疮干枯坏死并最终脱落。

需要指出的是，直肠黏膜的吸收能力相当强。有孩子的人大概都使用过退热用的消炎痛栓，该药就是从孩子的肛门塞入，用药不久孩子体温就会下降，可见直肠黏膜的吸收能力。

也就是说，当时医生给内阁首辅、权倾一时的张居正治疗痔疮的办法，就是每天三次，持续不断地往直肠黏膜上外敷包括砒霜在内的各种毒药，而且治疗周期可能很长。我们不知道张居正用了多长时间，但是在《外科正宗》中，陈实功记载的一个患者，前后使用了整整 16 天。

急性砒霜中毒的症状有两大类：一类是急性胃肠炎表现，一类是神经系统损伤表现。小剂量反复摄入者表现类似，但症状较轻且起病较为缓慢。张居正死前"脾胃虚弱，不思饮食，四肢无力，寸步难移"，很符合砒霜中毒的表现。

这样，事实就比较清楚了，我们可以合理地推测：张居正死于砒霜中毒，中毒原因为长时间高频度使用枯痔散，使用枯痔散的原因是让痔疮去根。

说起来，痔疮这种疾病，也是人类进化的副作用。人类站立起来之后，肛肠部位的静脉承受了更大的压力，导致静脉曲张，形成痔疮。在四足动物中，痔疮是极其罕见的。而在人类中，俗话说的"十人九痔"可能有些夸张，但是痔疮的发病率确实是高得惊人。

一代英才张居正就这样离去了。他去世后，明朝刚刚开始的中兴就此终结，大明朝再次进入衰落的轨道。62 年后，崇祯皇帝自缢煤山，大明王朝就此终结。

张居正为大明延续了数十年气运，奈何时日有限，人亡政息，终究未能从根本上改变大明王朝的气数。

张居正死后 233 年，一代天骄拿破仑·波拿巴，在滑铁卢战役前一天，痔疮发作，无法行动。在第二天的战役中，他未能亲自指挥军队，丧失了多次机会，最终战败。法兰西第一帝国因此终结。

绿水青山妄自多，英雄无奈菊花何。

古人闻之色变的背疽到底是什么

看中国几千年历史，越是天下大乱的时候，越是谋士辈出的时候。看看春秋、战国、楚汉、三国时代，谋士这职业可谓群星璀璨，里面很多人至今被当成祖师爷来崇拜。而太平盛世，谋士的质量和数量就差多了。

当年笔者年少轻狂，读那些乱世历史，常心向往之，只恨自己生不逢时，无法一展豪情壮志。向往完了，也只能乖乖地小学、中学、大学寒窗苦读，最后找份工作继续为房子、车子、老婆、孩子操心。等年纪大了，才明白自己当年有多傻帽，太平盛世就是老百姓的福气，赶上英雄与草木同腐的时代那是自己的幸运。

楚汉战争对阵的双方，各有顶级的谋士坐镇，汉的一方是张良，楚的一方则是范增。论起谋略，范增和张良可谓旗鼓相当，然而与张良相比，范增的命运令人扼腕得多。才高八斗，可惜垂垂老矣才有机会一展才学；算无遗策，奈何主子太傻一次次坐失良机；忠心耿耿，却不被上级信任。苏轼的《范增论》感慨：增不去，项羽不亡。

亦人杰也哉！

这么一个人杰，最后被背疽夺取了性命。史载：范增因为项羽见疑，一生气炒了老板鱿鱼，结果回家路上背疽发作死了，年73岁。如果范增不死，未必没有起复机会，而楚汉相争，也可能会出现新的变数。

范增死后1600年，又一位无双国士同样死于背疽，他就是驱除鞑虏、恢复中华、战功赫赫的明朝开国大将、被朱元璋誉为"万里长城"的魏国公徐达。洪武十八年二月，徐达病逝，享年54岁。朱元璋追封他为中山王，赐谥"武宁"，赐葬于南京钟山之阴，并亲为之撰写神道碑，赞扬他"忠志无疵，昭明乎日月"。后复命"配享太庙，塑像祭于功臣庙，位皆第一"。

关于徐达的死，民间有传说称是被朱元璋害死，说蒸鹅是发物，徐达长了背疽，不能吃蒸鹅，朱元璋故意赐蒸鹅给他，徐达含泪吃完，发病死了。"发物"之说和阴谋论在中国都极有市场，所以这个故事在中国也极有市场。

任你王侯将相，碰到背疽无不九死一生。在小说《水浒传》中，背疽再一次大发神威，将造反队伍的首领、天魁星宋江折磨得死去活来，差一点点提前归位。好在有地灵星神医安道全上山救治，梁山社团才没有出现群龙无首的局面。

安道全在家里时，凭医术过得丰衣足食，还能嫖当红小姐；投奔梁山后凭医术在好汉里面排名第56位，归降朝廷也升官发财最后善终。可见，人就应该好好地搞业务，专业人才在哪儿都吃香。

这个古代令人闻风丧胆谈之色变的"背疽"到底是什么东西呢？其实很简单，就是皮肤软组织的化脓性感染，如果要精确一点的话，就是皮肤软组织化脓性感染中的痈或者急性蜂窝组织炎。

在现代，这属于随便拉出个乡镇医院外科医生都能轻松搞定的小毛病。

痈是金黄色葡萄球菌引起的多个相邻的毛囊和皮脂腺或者汗腺的感染，好发于皮肤韧厚的颈部及背部。感染先从一个毛囊底部开始，然后沿着毛囊底部蔓延到皮下深筋膜，再沿深筋膜向四周扩散，然后向上穿入毛囊群形成多个脓头。

而急性蜂窝组织炎，则多为溶血性链球菌或葡萄球菌侵入皮下、筋膜下或深部疏松结缔组织所引起，炎症呈弥漫性，向四周迅速扩散。

皮肤软组织的化脓性感染的临床表现主要包括两方面：一方面是感染局部的炎症表现，一方面是全身的表现。

皮肤软组织的感染，会导致局部严重的炎性反应，表现为局部皮肤发红、严重肿胀，皮肤温度升高，以及疼痛。同时，在感染的中心部位，会逐渐出现皮肤软组织坏死，并逐渐扩大。

患者的疼痛主要是炎症肿胀导致局部组织张力过高所致，在颈部和背部这种组织比较致密的部位，由于压力难以缓冲和释放，这种疼痛极为剧烈。

组织内的压力升高，不仅可导致剧烈的疼痛，而且会促使感染向周围扩散，并促使细菌和毒素入血，引起严重的全身感染症状，包括寒战、发热、畏寒、恶心、头疼等。

无论是痈还是急性蜂窝组织炎症，一般都有导致患者抵抗力下降使患者易于感染的因素。在上面这三位中，范增年老体弱，心情烦闷，又长途赶路旅途劳累，是其易感因素。而徐达年纪偏大军务繁忙，是其易感因素。至于宋江，当时正带兵打仗，鞍马劳顿，操劳过度也是难免的。

《水浒传》里面，对宋江的整个病情有比较详细的记录，我们可以看一下：

先是晁天王托梦给宋江，告诉他"有百日血光之灾，则除江南地灵星可治"。"次日，只见宋江觉道神思疲倦，身体酸疼，头如斧劈，身似笼蒸，一卧不起。"这是感染的全身表现。"我只觉背上好生热疼。""众人看时，只见鏊子一般红肿起来"。红、肿、热、疼，这是局部炎症的典型表现。

在没有抗生素和现代外科治疗技术的时代，这种感染是致命的。病情发展下去，无非就两种可能，一种情况是患者体质差抵抗力差，感染蔓延扩散，引发脓毒血症，导致全身多脏器衰竭而死亡，范增和徐达就属于这种情况。还有一种情况是患者身体素质比较好，抵抗力比较强，那么最终感染会逐渐缩小，随着病灶中央部分皮肤软组织的坏死和液化，脓肿最后经由皮肤薄弱处破溃，脓液流出，组织内的压力得以释放，全身症状逐渐减轻。而病灶在坏死组织逐渐液化脱落后，会逐渐由肉芽组织填充，最终愈合。宋江就属于这其中的幸运者。

虽然幸运，也是九死一生，待戴宗迎到安道全时，宋江已是"神思昏迷，水米不吃，看看待死""肌肤憔悴，终夜叫唤，疼痛不止，性命早晚难保"。待安道全赶到梁山，宋江已经是生命垂危，"口内一丝两气"。

安道全能治好宋江，在我看来主要是他运气比较好。如果是宋江刚发病安道全就赶到，他恐怕也只能眼睁睁看着宋江一天天恶化。按照晁天王"百日血光之灾"的说法，安道全到的时候应该是3个月以后了，到这个时候，如果病人还没死，脓肿也应该差不多破了。这是被折磨了几个月的患者全身情况最糟糕的时候，却也是即将转危为安的时候。

对于这种皮肤软组织的化脓性感染，现代医学已经有非常成熟的处置办法。只要患者及时就诊，医生给予抗生素治疗加上及时的组织切开引流，患者既无生命之忧，亦无须受百日之苦。

最后说说徐达的蒸鹅，中医的"发物"其实没有什么确实的医学道理。现代医学对于皮肤软组织化脓性感染的治疗，也没有什么特别的饮食禁忌。

窃以为，古人的各种饮食禁忌，有些是将时间相关误以为因果相关而总结出的错误经验。还有一些则是医生故意刁难患者推卸责任，给你罗列出一堆不能吃的东西，弄得遍地是地雷，一旦患者不小心触犯了某条禁忌，医生就可以名正言顺地将责任推给患者。

周郎的金疮和赵光义的腿伤：谈谈慢性骨髓炎

　　周瑜是三国里的一大猛人，也是一大帅哥，"遥想公瑾当年，小乔初嫁了，雄姿英发，羽扇纶巾，谈笑间、樯橹灰飞烟灭"，其潇洒豪迈，至今让人思之犹觉心驰神往。但这么个猛人，却不怎么被罗贯中待见，在《三国演义》里面，大家对其印象最深刻的，不是雄姿英发，而是"金疮迸裂"。

　　自从被曹军射中一箭，金疮迸裂就几乎成了周公瑾的招牌动作，时不时就迸裂一回，最终把命送掉了。

　　周郎挂了以后，曾经生猛的关二爷又继承了他的衣钵，在有"刮骨疗毒"这样生猛的表演后，关二爷也时不时地"金疮迸裂"，战斗值大打折扣，最后很不服气地含恨挂了。

　　而几百年后，又一位猛人遭遇了和小说里的周郎、关二爷相似的命运，那就是大名鼎鼎的宋太宗赵光义。979年，赵光义北上攻打幽州，被打得惨败，太宗右大腿中两箭，坐驴车逃亡。此后，这个腿伤就始终未能彻底痊愈。堂堂一国之君，"身带旧疮，每年发作，痛苦殊甚"，18 年后，赵光义腿伤复发去世。

其实，以现代医学观点解读的话，周郎反复崩裂的金疮和宋太宗迁延不愈的腿伤很可能是同一种疾病：慢性骨髓炎。如果有现代的医疗技术，有我这样经验丰富的医生，他们根本无须长时间忍受病痛的折磨，至死方得解脱。

这三位的受伤原因都一样，是箭伤。古人没有细菌学知识，不知道感染的原因和正确的伤口处理办法，看到伤口反复发作，迁延不愈合，就想当然地认为箭伤有毒。其实，所谓的箭毒，无非是伤口感染的表现罢了。

箭伤与刀伤有很大的区别，箭伤往往比较深。当劲弩射中肢体的时候，很容易累及骨头。即使骨头整体没有断裂，也容易造成骨头表面的损伤，甚至形成游离或半游离的小碎骨片藏在伤口内。由于箭伤的伤口又深又小，伤口的清理比相对开放的刀伤要困难得多，在没有现代麻醉和清创技术的情况下，里面的积血和坏死组织很难清除干净，极容易出现严重的感染。而感染一旦形成，由于伤口较小，脓液排出困难，又容易引起感染的进一步加重和扩散。

我们看影视作品，古人被箭射伤，往往咬牙拔除箭头然后敷上金创药包扎起来。其实这种处理是非常危险的。把积血和坏死组织闷在伤口里面，脓液无法排出，又没有抗生素，这伤口想不感染都难。我就不提破伤风的事了，放在古代，只要沾上破伤风杆菌，这人基本上就算进了鬼门关。

当感染发生以后，脓液和细菌很容易累及被箭头损伤的骨头。如果病人命比较大，身体比较健壮，有可能能扛过伤口的急性感染，待伤口脓液和坏死组织经伤口排出后，肉芽组织填充伤口，伤口得以暂时愈合。

但是，这种愈合并不是真正的痊愈，伤口内依然有细菌残留。残留的细菌藏在伤口深部的死腔里面和感染坏死的骨质里面，如同定时炸弹般随时可能爆发。一旦患者出现全身或者局部的抵抗力下降，就会出现炎症的急性发作，患者体温升高，伤口周围肿胀、疼痛，形成脓肿，最后脓肿破裂，脓液排出。这就是所谓的金疮崩裂。

当急性炎症引起的脓肿破溃，脓液和部分坏死组织流出后，伤口可以再次暂时假性愈合。然后周而复始，进入下一个循环。

慢性骨髓炎患者，伤口往往迁延不愈合数年乃至数十年，严重影响患者生活质量，令患者痛苦不堪。而且，在患者年龄较大或者体质较差的情况下，由于全身抵抗力差，这种感染很可能发展成全身的感染和脓毒血症，导致患者死亡。赵光义腿伤复发去世，很可能就是伤口复发引起了全身感染所致。

对于慢性骨髓炎，现代医学有较为成熟的治疗办法。通过手术彻底清除死骨和坏死组织，以血运丰富的肌瓣或皮瓣填塞死腔，再针对性地规范足量的应用抗生素治疗，绝大部分患者可以痊愈。但由于该病较为顽固，一些患者可能需要多次手术。

由于治疗骨髓炎所需的清创技术、皮瓣和肌皮瓣修复技术，以及抗感染治疗等本是烧伤科的特长，所以很多医院的慢性骨髓炎是由烧伤科来治疗的。我本人对此就非常擅长哦。

诸葛亮机关算尽，为什么最后斗不过司马懿

有一次和朋友聊天，朋友问我读四大名著的感觉。我的回答是：《红楼梦》告诉我们，有钱真好；《水浒传》告诉我们，拳头才是硬道理；《西游记》告诉我们，要抓住部下的弱点；而《三国演义》告诉我们，身体很重要。

《三国演义》描述的历史可以分成三个阶段，第一阶段是讲三国鼎立局面形成前的故事，包括孙刘曹的崛起和斗争，这一阶段以刘备的死为终结。随着刘备夷陵之战的失败和白帝城托孤，三国鼎立的局面正式宣告形成。第二阶段则是三国鼎立时期的故事，主要内容是蜀国旷日持久的伐魏战争，这一段以诸葛亮的死为终结。第三阶段则是三国鼎立局面被最终打破，天下归于司马氏的故事。

这本书的第二个阶段，几乎就是诸葛亮和司马懿两人的对决。《三国演义》里的诸葛亮根本就是开了外挂的无敌大 BOSS，明明是蜀弱魏强，可诸葛亮偏偏就能以弱伐强，始终牢牢占据战略进攻态势。魏国只要敢正面迎战，就会被诸葛亮的奇谋妙计算死玩死，如

果不是老天爷帮忙，司马懿差点被烧死在上方谷。

在与诸葛亮的对决中，司马懿几乎始终处于下风。最后司马懿干脆当起缩头乌龟，躲起来不和你玩了。诸葛亮气得送女人衣服嘲讽他，可人家偏偏不在乎，临了还对使者说诸葛亮"食少事烦，岂能久乎"。你骂我娘炮，我就咒你早死，把场面又找回去了。诸葛亮也没辙。

无奈天妒英才，诸葛亮只活了区区 54 岁就病死在五丈原。司马懿别的比不上诸葛亮，但是人家活了整整 73 岁，他比诸葛亮大 2 岁，却比诸葛亮晚死了 17 年。

说起来，司马氏能得天下，很大程度上就是因为司马懿活得足够长。

司马懿先是跟着曹操混，曹操是三国首屈一指的枭雄，把司马懿压得死死的，司马懿只有乖乖跟着跑腿的分儿，哪敢有什么非分之想。

等司马懿把曹操熬死了，又换上个曹丕，曹丕可能比不上他老爸，但是也算得上一代英主。他重视文教，修复洛阳，营建五都，与民休息，果断称帝，结束汉朝四百年统治，开创士族政治之先河。如果多给曹丕二三十年时间，他在司马懿等一帮牛人的辅佐下，未必不能一统天下。在曹丕手下，司马懿继续乖乖地跑腿干活，不敢有啥非分之想。可惜，曹丕也没熬过司马懿，39 岁就死了。

曹丕死了，他儿子曹睿也不是个窝囊废。曹睿刚刚继位，蜀汉丞相诸葛亮便率军北伐曹魏，南安、天水、安定三郡都叛魏投蜀，一时震动关中，曹睿急忙亲自率军西镇长安，派大将张郃率军阻止诸葛亮。张郃在街亭击败蜀将马谡，诸葛亮被迫退兵。此后刘氏集团多次北伐，均被曹魏击败，这里面，司马懿的出色表现不能抹杀曹睿的功劳，就如同赤壁之战周瑜的出色表现不能抹杀孙权的功劳一样。面对这么一个主子，司马懿也不敢有啥非分之想。然而曹睿也是一个短命皇帝，还不如他老爸，仅仅活了34岁，又被司马懿给熬死了。

曹睿死，即位的是年仅8岁的曹芳，这个时候，曹氏政权最后被老而成精的司马懿夺取，就是难免的结局了。

就这样，司马懿靠着命长，生生熬死了所有比自己强大的对手，最终夺取了曹魏政权。

由此可见，健康很重要啊，所以我郑重建议大家：争不过对手的时候，就去锻炼身体吧。

那么，司马懿一生最大的对手、《三国演义》的头号牛人、卧龙先生诸葛亮，到底是为啥死的呢？

诸葛亮在五丈原和司马懿对峙，诸葛亮费尽心机将司马懿引入上方谷，差点将司马懿做成"烤全马"，奈何天降大雨，司马懿逃出生天。此后司马懿坚决不再出战，诸葛亮送女人衣服侮辱司马懿，司马懿也不在乎。

此后不久，吴国伐魏失败。正面战场僵持局面无法打破，第二战场又宣告失败，形势对蜀国非常不利。书中这样写道：孔明听知此信，长叹一声，不觉昏倒于地；众将急救，半晌方苏。孔明叹曰："吾心昏乱，旧病复发，恐不能生矣！"

此后诸葛亮决定禳星延寿，他"扶病理事，吐血不止。日则计议军机，夜则步罡踏斗"。到后来魏延踏破禳星主灯，诸葛亮"吐血数口，卧倒床上"。向姜维嘱托完后事，"便昏然而倒，至晚方苏"。待李福代表蜀主问完后事，就阖然长逝了。

也就是说，诸葛亮死前的症状，是反复吐血和昏迷，这是典型的上消化道大出血的表现。上消化道的少量出血，一般表现为黑便。只有出血量很大的时候，才会表现为吐血，严重的失血会导致休克和昏迷。如果不能及时止血和输血并积极纠正休克，患者最终会因失血过多而亡。诸葛亮反复吐血七八天，出血足以致死。

那么，是什么原因引起的上消化道大出血呢？上消化道大出血里面，最常见的原因是消化性溃疡（包括胃和十二指肠溃疡）大出血，可占上消化道出血患者的一半左右。诸葛亮的病情是否符合消化性溃疡出血表现呢？答案是很符合。

第一，消化性溃疡既是上消化道大出血的最常见原因，也是常见疾病，据估计有 10% 的人患过此病。消化性溃疡包括胃溃疡和十二指肠溃疡，其中十二指肠溃疡多见于青壮年，而胃溃疡发病年龄较迟，平均比十二指肠溃疡晚十年。从诸葛亮的年龄来看，正是胃溃疡的高发年龄。

第二，临床观察表明，长期精神紧张、焦虑或者情绪波动的人易患消化性溃疡。战争期间，消化性溃疡发生率明显升高。而十二指肠溃疡愈合后遭受精神刺激时，溃疡容易反复发作或发生并发症。诸葛亮"受命以来，夙夜忧叹，恐托付不效，以伤先帝之明"，平时军政事务事无巨细均亲自办理，"夙兴夜寐，罚二十以上皆亲览焉"。身负中兴汉室重任的诸葛亮，长期处在巨大的精神压力下，很容易得消化性溃疡。

第三，诸葛亮胃口很差。诸葛亮送女人衣服羞辱司马懿时，司马懿问使者诸葛亮的饮食状况，使者说他"所啖之食，日不过数升"。消化道溃疡患者，多有节律性的饮食相关性疼痛，其中胃溃疡患者主要表现为餐后疼痛，这会严重影响患者的食欲。诸葛亮胃口很差，很可能是被胃溃疡折磨的结果。

第四，消化性溃疡属于慢性疾病，患者往往病史很长而且反复发作。诸葛亮几次北伐途中，数次昏倒呕血。孔明听赵云死了，昏倒；听张苞死了，吐血；关兴死，昏倒；闻报孙权配合进攻曹魏大败，吐血。这完全符合消化道溃疡长期反复发作的特点。而诸葛亮比较长的病程，也足以排除胃癌的恶性肿瘤导致的出血。

上消化道大出血病因中排第二位的，是肝硬化门静脉高压导致的胃底食道静脉曲张出血，约占上消化道大出血患者的20%。门脉高压患者均有脾脏明显肿大，很多患者有严重腹水的表现，诸葛亮死前并无这种表现。肝硬化门脉高压大出血很容易引起肝功能衰竭以及肝昏迷。诸葛亮死前，从出血昏迷到死亡足有七八天时间，直到死前都能坚持工作，神志一直很清楚，肝硬化门脉高压的可能性不大。最后，即使在现代，门脉高压大出血死亡率也非常高，诸葛亮多次出血均未丧命，也未因肝衰竭而长期卧床抢救，这同样不符合肝硬化门脉高压的表现。

综上所述，诸葛亮应该是死于消化性溃疡导致的上消化道大出血，以胃溃疡的可能性最大。

消化性溃疡的发病机理现在已经研究得比较透彻。简单点说，就是一种叫幽门螺杆菌的细菌破坏了胃十二指肠的黏膜屏障（好比房子的屋顶），导致胃酸和消化酶对其下方的黏膜组织进行自身消化导致。通过药物清除幽门螺杆菌和抑制胃酸分泌并保护胃黏膜，绝大部分消化性溃疡患者可以治愈。即使早期未能及时治疗以至于出现消化道大出血这样的严重并发症，也可以通过内镜和手术方法及时止血，配合输血和抗休克治疗，挽救患者的生命。但在没有现代医学手段的三国时期，一代奇才诸葛亮，只能是"出师未捷身先死，长使英雄泪满襟"了。

关云长的刮骨疗毒是炒作出来的吗

作为中国的武圣人，关二爷在中国可谓家喻户晓，民间流传的关二爷牛掰的事迹实在太多了：温酒斩华雄，过五关斩六将，千里走单骑，水淹七军，败走麦城等，嗯，好吧，最后一个不算。

但所有这些故事，都比不上"刮骨疗毒"更有传奇色彩。一边血流如注，刀刮在骨头上咯吱咯吱响，一边却神色自若，饮酒弈棋淡然处之。这场面，绝对是帅呆了、酷毙了。每个青春期的男孩子看到这场景，无不热血沸腾，五体投地，恨不得为关二爷牵马坠镫。

关于刮骨疗毒的故事，《三国志》也有记载，但是非常简单，而且和小说有很大不同。

《三国志》原文是：羽尝为流矢所中，贯其左臂，后创虽愈，每至阴雨，骨常疼痛。医曰："矢镞有毒，毒入于骨，当破臂作创，刮骨去毒，然后此患乃除耳。"羽便伸臂令医劈之。时羽适请诸将饮食相对，臂血流离，盈于盘器，而羽割炙引酒，言笑自若。

这个记载过于简略，从医学角度讲，箭毒入骨导致经常疼痛，刮一下就能治好，这很难讲得通。如果这段记载是真的，我觉得更有可能是医生被关羽逼急了或者不肯承认自己没本事，故意提出这么一个耸人听闻的治疗方案，想把关羽吓回去而已。古代医生碰到治不了的病，就会想歪招来难为病人。鲁迅的父亲生病，医生处方非要原配的蟋蟀，与此有异曲同工之妙。

在没有止血技术和麻醉技术的当年，关老爷刮骨疗毒的效果以及那个倒霉医生的下场我们不得而知，想来不会太美好。

《三国演义》里面对这个故事做了精彩的演绎，讲得绘声绘色好不感人，为了找个配得上关二爷的医生，不惜把华佗老先生给搬了出来。实际上，樊城之战时，华佗都死了十多年，上哪儿去给关公"刮骨疗毒"？

但是，罗贯中编出来的这段故事，在医学上竟然基本能说得通，想来罗贯中肯定是见过很多外伤的伤员，把他从这些伤员身上了解到的信息套到了关二爷身上。他对外伤后的表现、治疗，以及后遗症都描述得不算太离谱，而"刮骨疗毒"虽然是小说家之言，竟也与现代医学的清创术有某些相通之处。

好吧，我们就当《三国演义》描述的关二爷刮骨疗毒是真的，用现代医学观点，来分析一下关二爷的伤情。

首先看关羽的受伤原因，关云长攻打樊城，可能是觉得自己太牛了，可以不战而屈人之兵，于是牛哄哄地跑到北门，对对方喊话："汝等鼠辈，不早来降，更待何时？"且不说这么骂人家劝降效果咋样，您老人家跑到最前面工地好歹穿好工作服啊，结果曹仁发现关羽只穿了护心铠，于是命五百名弓箭手放箭，关羽"急勒马回时，左臂上中一弩箭，翻身落马"。

感觉很有些 NO ZUO NO DIE 的意思哈，这也提醒我们，要注意生产安全，危险的工作环境下一定要做好防护，尤其要穿好防护服戴好头盔。大家还真别笑，临床很多的外伤其实是可以避免的，只是当事人和关二爷一样觉得自己有神功护体不注意防护，最终铸成大错。

而关二爷的受伤原因也很明确：1. 利器穿刺；2. 摔伤。第二条其实很重要，只是被很多人忽略了。

我们再看看伤后的临床表现，综合小说的各种信息，关羽受伤后的主要表现是：严重肿胀，不能运动，持续疼痛。

这基本符合肢体外伤后常见的一种危险并发症：骨筋膜室综合征，也称筋膜室高压。

所谓骨筋膜室，是肢体的组织形成的相对封闭的空间，当空间内压力急剧增高的时候，会压迫组织和血管，导致肢体严重缺血，引起肢体坏死乃至危及生命。

从受伤机制看，关二爷至少有以下几个因素可导致骨筋膜室综合征：

第一是箭伤，箭伤可导致肌肉损伤和筋膜室内出血，肌肉损伤后会出血肿胀，而筋膜室内出血也会大大增加筋膜室内压力，当压力高到一定程度，会引起静脉回流障碍，而静脉回流障碍会加剧肿胀，最终恶性循环，导致动脉供血不足，组织坏死。

第二是摔伤，摔伤会导致肌肉和软组织挫伤，挫伤组织会肿胀，增加筋膜室内压力。

第三是包扎过紧。古人没有有效的止血措施，为了止血往往加压包扎，而包扎过紧是筋膜室高压的一个重要发病原因。

至于所谓箭头带"乌头之毒"，纯属扯淡，乌头确有剧毒，但乌头毒是神经毒素，可以导致呼吸麻痹心律失常。关羽人好好的只是胳膊出问题，这不符合乌头中毒的表现。

筋膜室高压患者，肢体肿胀严重，无法活动，疼痛剧烈，如果得不到及时有效的处理，会出现肌肉乃至肢体的坏死。轻则严重残疾，重则性命不保。

《三国演义》里面没说华佗啥时候来，但如果拖几天再来的话，关二爷情况堪忧。

对于这种严重外伤和筋膜室高压，正确的处理是什么呢？第一，要尽快手术减张，所谓手术减张，就是切开皮肤和组织，打开筋膜腔，释放筋膜腔内压力，改善组织运血，避免肢体坏死；第二，要手术清理伤口，清除血块和异物，切除失去生机的组织，以利于伤口愈合。

不过，对于张力比较大的伤口以及未能及时清创的伤口，是难以直接缝合的，往往需要二期处理。

在古代没有现代麻醉止血技术，没有有效消毒手段和抗生素预防治疗感染的情况下，这种手术的痛苦和风险都是很大的，关二爷能硬挺过来而且伤口痊愈，实属不易。不过，即使是现代的治疗技术，要达到手术后立即"伸舒如故，并无痛矣"，也不容易。

遗憾的是，关二爷还是从此落下了病根，以后征战天下，关键时候动不动就"金疮迸裂"，着实令人郁闷。

古人对这种情况不了解，归咎于箭上有毒，其实，这只是一种慢性感染的表现而已。

如果清创时，坏死组织清除不彻底或者有异物存留，尤其伤口内有死骨形成的时候，很容易形成这种慢性感染的伤口。这种伤口往往迁延不愈或者反复发作，当患者全身抵抗力下降或者伤口引流不畅时，感染出现急性发作，局部肿胀、疼痛，形成脓肿。而当脓肿破溃，脓液和部分坏死组织流出后，经过一段时间治疗伤口又可以暂时愈合，如此反复发作，病情可迁延数年甚至数十年。

这种慢性感染必将妨碍肢体的功能，所以关二爷再也不能那么爽地砍人，而是时不时被人砍了。

对于这种慢性感染伤口，现代医学已经有很好的办法，需要手术清除坏死组织，去除死骨，并转移肌瓣或者皮瓣填塞死腔，配合抗生素治疗，绝大部分患者可以痊愈。

当然，再好的治疗措施，也不如注意安全不受伤要好。看看关二爷，如果不是嘚瑟过了头，何须受这罪啊。

所以，无论觉得自己多牛，做人，还是低调点好。

一顿酒肉如何断送了一代诗圣

在中国这个地方，"圣"是一个至高无上的词汇，中国人能被称为"圣"者，数千年来可谓寥若晨星。邓公作为改革开放的总设计师，功高盖世，也只是中国人民的儿子。毛主席创建新中国，集伟大领袖伟大导师伟大统帅伟大舵手于一身，也没被称为"圣"。康熙虽然被儿子称为"圣祖"，但那是自家人封的，不算数。

杜甫，中国古代诗歌史上最伟大的诗人之一，被后世尊称为"诗圣"，他那一篇篇脍炙人口的诗篇，穿过时间的长河，至今吟唱不衰。在中国的文坛上，他是千年不朽的丰碑，是万古传颂的圣者。

然而，这个圣者的死法却着实与其光辉伟岸的形象有些不匹配。杜甫的死因虽有多种说法，但获得最广泛认可的是正史的记载。《旧唐书·杜甫传》："永泰二年，啖牛肉白酒，一夕而卒于耒阳，时年五十九。"《新唐书》记载更详："大历中，出瞿塘，下江陵，溯沅湘以登衡山，因客耒阳，游岳祠，大水遽至，涉旬不得食，县令具舟迎之，乃得还。令尝馈牛炙白酒，大醉，一夕卒。年五十九。"

也就是说，杜甫当时人在耒阳，被洪水困住，10 天左右没得饭吃。后来当地县令得知他被困，赶紧以舟来迎，以牛炙白酒招待，杜甫大醉，然后当晚就死了。一顿酒肉毁掉了名垂青史万古流芳的圣人，这着实让人有些欲哭无泪。

那么，为啥一顿酒肉就能生生要了诗圣的命呢？

文科生郭沫若同学认为是食物中毒，他的逻辑是：县令所送的牛肉一定很多，杜甫一次没有吃完。时在暑天，冷藏不好，容易腐烂。腐肉是有毒的，杜甫吃了腐肉然后挂了。

郭同学说的这些，是站不住脚的。

首先，县令送的牛肉和酒确实可能很多，当时也确实是在暑天，鲜肉确实容易坏，可人家县令会傻乎乎地大热天送一大堆鲜肉吗？古时候没有冰箱，食物保鲜确实很困难，但是保鲜和保存是两码事，古人通过腌制等方法保存肉类鱼类的技术还是有的。文中写的"牛炙"，应该是腌渍过的牛肉烤熟了送来的，没那么容易坏。

再者说，就算送来的是没腌渍加工过的生肉，人家县令总不会把已经腐烂的肉送来吧，杜甫吃完后当天晚上就死了，顶多吃了一两顿，就算天再热，总不至于几小时就能毒死人吧！

其实，暴饮暴食后短时间内迅速死亡，虽然可能性有多种，但从医学角度，应该首先考虑两种疾病：一个是急性胰腺炎，一个是急性胃扩张。

首先说说急性胰腺炎。

我们每天吃的各种食物，都需要经过消化才能吸收，而消化过程则依赖各种各样可以分解食物的消化酶类。我们食物中的三大营养物质淀粉、脂肪、蛋白质，都依赖各种酶类才能消化。胰腺的一个重要功能就是大量分泌各种各样的消化酶。

你可能要担心了，既然这些消化酶能消化食物，会不会消化我们自己的身体呢？你别说还真有可能，急性胰腺炎就是出现了消化酶消化自己的情况。

正常情况下，这些酶类顺着胰腺管乖乖地进入肠道，消化我们吃进来的食物。但是在某种病理情况下，比如，大量饮酒和暴食后，胰酶短时间内大量分泌，胰腺管内压力骤然上升，会引起胰腺泡破裂，胰酶进入腺泡之间的间质。胰腺分泌的消化酶是不辨敌我的，这时胰腺就会自己消化自己，导致急性胰腺炎。胰腺自我消化的结果，是消化酶类进一步失去正常胰腺组织的约束，随着病情加重，大量的酶类进入血液和腹腔，引起一系列连锁反应，最终导致患者出现严重感染、休克、多脏器衰竭，乃至死亡。

在外科急诊里面，暴饮暴食后突发剧烈腹痛的，有相当一部分是急性胰腺炎。每年春节家家户户大吃大喝的时间段，就是急性胰腺炎的高发时期。

重症胰腺炎患者病情进展极快，部分患者从发病到死亡时间可以小时计算。即使在医学高速发展的现在，重症胰腺炎依然有极高的死亡率，更不用说在杜甫那个年代。杜甫饿了很多天，突然得到酒肉，难以节制，最终暴饮暴食导致急性胰腺炎发作，不幸过世。这是一个合情合理的解释。

再说说急性胃扩张。

急性胃扩张大部分情况下是腹部手术后的并发症，但过度暴食也会引起急性胃扩张，而且其后果往往更为严重。

杜甫长时间忍饥挨饿，尤其是刚刚饿了 10 天左右，身体和胃功能是相当虚弱的。在短时间内摄入大量食物的情况下，胃壁会严重扩张，这种扩张会通过神经反射导致胃壁麻痹，使得食物不能正常下排。

同时，扩张的胃部会向下挤压小肠，这种挤压会导致小肠的系膜和肠系膜上动脉被拉紧，而拉紧小肠的系膜和肠系膜上动脉又会压迫十二指肠，堵住胃的出口。需要指出的是，这种压迫在瘦人身上更容易发生，而杜甫肯定胖不到哪里去。

胃的动力丧失，出口又被堵住，食物、吞咽的空气、十二指肠分泌液、胆汁、胰液、胃壁和十二指肠壁的炎性渗出就这样大量积存，导致胃的扩张进一步加重。

急性胃扩张会导致严重的脱水和电解质丢失等现象，甚至导致胃的坏死和穿孔，进而导致患者死亡。

暴食后的急性胃扩张，死亡率可高达 20%。杜甫年事已高，身体虚弱，再加上挨饿 10 天，对疾病的耐受能力极低。出现急性胃扩张后，扛不过当晚也是有可能的。

说起来宿命一般，唐代诗坛两大天皇巨星，李白与杜甫，其死亡竟然都是和酒有关。杜甫是死于暴饮暴食，而李白据说是喝醉了跳水里捞月亮淹死的。酒这东西，着实害人不浅。

李元霸之死与雷电击伤

小时候听过评书的，大概都对李元霸这个人有非常深刻的印象。如果要在近代演义小说里面选一个战斗力最彪悍的，我觉得非李元霸莫属。

李元霸的原型应该是李玄霸，李玄霸是唐太祖李渊的第四个儿子，16岁就死了。现在李元霸的形象，来自清朝的演绎小说《说唐演义全传》，为避讳康熙（玄烨）名，小说中改玄为元。书载：李元霸是上界大鹏金翅鸟临凡，力大无穷，所向无敌。

如果我没搞错的话，大鹏金翅鸟后来还临凡过一回，第二回临凡的化身好像是《说岳全传》中的岳飞。我实在搞不懂，为什么大鹏金翅鸟两次临凡形象怎么相差那么大。岳武穆英俊潇洒足智多谋，而李元霸的形象就差多了：嘴尖缩腮，面如病鬼，骨瘦如柴。

李元霸每顿饭要吃一斗米、十斤肉。一斗米大概相当于12.5斤，做熟了还得增加不少。一个骨瘦如柴的人，吃进去二三十斤东西；再提着两个共计八百斤的大锤，那模样应该很喜感。

作为隋唐第一猛人，李元霸的战斗力实在彪悍得过分，其战斗值大概相当于隋唐猛人第二三四五直至一百名的总和再乘以 N，令人怀疑他是不是施瓦辛格不同款的终结者穿越来的。四明山一战，他单人独骑击败十八路反王二百三十万大军；紫金山一战匹马双锤将一百八十万军队杀得只剩六十二万，迫使李密交出玉玺，反王献上降表。

其实我们读长篇小说的时候，经常会从里面发现类似李元霸这种开了外挂的猛人，比如，《天龙八部》里面的扫地僧。这种角色看着很过瘾，其实是作者已经驾驭不了小说的表现。长篇小说人物情节复杂，对作者的要求极高，有时候写着写着编不下去了，作者就得开个外挂。《天龙八部》里面，两对父子加鸠摩智五大绝世高手对决在即，后面情节实在不好编了，于是金庸只好耍赖皮，于是扫地僧横空出世。

顺便说一句，港台作家里面开外挂耍赖皮最多的是黄易。黄易有才，却只适合写短篇中篇，不具备驾驭长篇的能力。你看他的小说如《大剑师传奇》之类，前 1/3 才华横溢精彩绝伦，中 1/3 左支右绌勉强维持，到后 1/3 就江郎才尽破罐破摔，得开无数的外挂才能勉强完结。

问题是李元霸这个外挂有些麻烦。没有他不行，没他的话谁去替李家摆平十八路反王啊！但他老活着也不行，如果他不死，那他一个人就把李唐天下打下来了，别人就没法玩了。

但是，怎么让他死也是个难题，因为这个外挂开得太大。这么一个猛人，凡人弄不死他，就只好辛苦神仙了。《说唐演义全传》说：宇文成都本有三年龙命，不想被李元霸杀了。宇文成都是九天应元雷神普化天尊临凡，归位后奉命率雷部众神拿元霸逆天之罪。往李元霸头上打雷，李元霸一生气，拿锤子往天上扔，结果锤子落下把自己砸死了。

这太不像话了，别说扔上天的锤子会不会原位落下，就算原位落下，李元霸又不是瞎子，难道不会接住或者躲开吗？

后来电视版的《隋唐英雄传》里面，导演可能也觉得有点不像话，改为李元霸被大哥怂恿，雷电天气跑到高处举锤挑战老天，被雷电劈得尸骨全无。虽然尸骨全无编得不太靠谱，但是至少显得合理多了。

从科学上说，《隋唐英雄传》里面，李元霸在雷电交加之下跑到高处，高举金属物品的行为，确实是活该遭雷劈的。

地球上平均每秒钟有 100 次雷电，每天有 800 万次，其中每天有 5 万次雷电造成地表火灾或者其他损害。雷电密度最高的地方是非洲，每平方公里每年有 50 次之多。雷电击伤导致的死亡报道不一，每百万人口中，有 0.2 ~ 6.7 人会被雷击致死。

关于雷电击伤，这里有几个有意思的数据：

你认为雷电击伤很少发生于室内？错！雷电击伤确实多发于户外，约占 2/3，但还有约 1/3 的雷电击伤发生于室内。这些室内遭雷击的伤者，当时多半在做一件事情：给雷电拍照。所以，雷雨天微博控最好控制一下自己晒照片的欲望。

你以为雨天才会发生雷击？错！蓝天白云一样会出现晴天霹雳。致死性的雷击伤，发生时 21% 没有下雨，而且暴风雪时，一样可能发生雷击。

你以为雷电面前男女平等？错！雷击伤员男性远高于女性，比例高达 5:1。这可能是因为男性从事野外工作和其他可能遭受雷电袭击的工作有关系，也可能和男同志胆子大有关系。很多时候，胆子大就是找死的意思。

你打雷时心里害怕想打个电话给人诉诉苦求安慰？最好别这样。雷电可经电话网络传导，如打雷时使用电话，可收到 150 ~ 160dB 震波，导致单侧鼓膜撕裂。1989 年报道，美国每年发生 60 例类似案例。

那么，如何避免遭受雷击呢？注意以下几点就可以了：

第一，雷电高发季节注意天气情况，指导出行。

第二，雷电发生时，尽量进入房屋内或者封闭的汽车内。封闭而与地相连的金属箱笼会形成法拉第笼，有电荷屏蔽效应，可以避免雷电击伤。

第三，在室内要注意关闭电器，切勿使用电话。

第四，在野外遭遇雷电时，要远离树、高地、水、空旷地带、金属物品等。60% 的雷电击伤发生时，伤者手持金属物品。像李元霸那样举着金属物品跑到高处充当避雷针吸引雷电的，不挨劈就没天理了。

第五，空旷地带避雷要蹲伏，切勿躺平。被雷电击中时，可能听到噼啪声，可见到闪光，皮肤刺痛，头发直立感，此时应尽快双脚并拢，及时蹲下。

第六，墙下存在相对安全地带，墙高 > 距墙距离 >1 米处，为相对安全位置，可在此躲避。前些年，曾有驴友在长城上被雷击身亡，如果他们知道这个常识，悲剧就可能避免。

第七，防范雷电的 30/30 原则：电闪和雷鸣相差小于 30 秒的雷电击伤可能性大，闪电结束后至少在安全地点躲避 30 分钟。

最后，电击伤患者瞳孔散大不一定代表脑死亡，可能眼损伤。而且，雷电击伤病人即使初始鉴定已临床死亡，仍有复苏的可能，应大力复苏抢救。

天地之威莫测，大家最好小心谨慎，以保安全。

很多时候，不怕死，真的会死的。

包公的黑脸与深色食物的禁忌

在中国做医生，和患者的交流沟通也就自然免不了中国特色。自从我做医生以来，几乎每次出门诊的时候，都会被不同的患者反复问同一个问题：需要忌口吗？

这个问题有时候真的很麻烦。根据我的经验，如果你干脆利索地回答不需要，那后果可能会很糟糕。轻则患者会半信半疑甚至一遍遍地反复追问，严重的话甚至会对你的业务水平产生严重的怀疑。

忌口在中国民间和传统医学中有极其悠久的传统，但在现代医学中，这些林林总总的忌口基本都没有什么依据。固然，对于特定的疾病，医生有时候会给出一些饮食方面的指导和建议，比如，糖尿病患者需要限制含糖食物，高血压患者需要控制盐的摄入量，但这种医学建议和中国传统的"忌口"完全不是一回事。

作为烧伤科医生，我从患者那里了解到的忌口要求包括：不能吃各种肉类，不能吃海鲜，不能吃酱油醋，不能吃葱、姜、蒜，不能吃鸡蛋，不能吃巧克力，不能吃深色食物等。我曾经感慨：如果把各种传说中的忌口都严格执行下来，不饿死也得严重营养不良。

在烧伤患者种种"忌口"传统中，不能吃深色尤其是黑色食物，是比较普遍的一种说法。这大概和浅度烧伤患者创面愈合后容易有色素沉着有关，可能古人以为这种色素沉着是吃黑色食物吃出来的吧，既然吃啥补啥，那吃黑肯定也补黑吧！

有一次，在急诊处置一个面部烫伤的孩子，交代完各种注意事项结束诊治后，听到奶奶在诊室外教训小孩子："叫你不小心，看吧，以后不能吃巧克力了。"听到不能吃巧克力，小朋友急了，立即表示极其强烈的抗议和不满，而奶奶寸步不让："烫伤后不能吃深色尤其是黑色的东西，否则伤口不长，长好也会很黑，和黑脸包公一样黑。"

我忍不住把老太太叫回诊室，告诉她这短短一句话里有三个错误：第一，包公的脸其实一点儿都不黑；第二，深色食物不影响创面愈合；第三，深色食物不会让愈合后的皮肤变黑。

包公，在民间已经是个成圣成神的人物。按照民间传说，他自幼父母去世，由嫂子抚养成人。他聪慧无比兼勤奋过人，最终金榜高中，成为天下一等一的忠臣和能臣，御赐三口铡刀，可先斩后奏。传说包大人尤善断案，夜断阴，昼断阳，连阎王爷都害怕他。以包大人为主角的《狸猫换太子》《铡美案》等，至今长盛不衰，时不时就被拿出来翻拍一下。

包公号称铁面无私，既然是铁面，那当然得黑了。传说中和艺术作品中包公的形象就是大黑脸，黑到什么程度呢？据说包公有个外号叫"包黑炭"。除了黑以外，包公额上有一个月牙，据说是小时候放牛被牛踩的，这月牙同时也是他能穿梭平行空间去"夜断阴"的特异功能标志。

其实，真实的包公，和这些艺术形象八竿子打不着。

包公小时候家境其实非常好，他父亲包令仪是太平兴国八年进士，死后追赠刑部侍郎，家里就算不是大富大贵，至少也不会穷。包拯有兄弟三人，但两个哥哥都死得早，家里就他一根独苗。所以包拯根本用不着寄人篱下，更不可能去放牛，人家是标准的官宦子弟，从小在蜜罐里长大，接受了良好的教育。

28岁那年，包拯考中进士，那时父母还都健在。宋朝讲究孝道，包拯辞官不做，回家赡养父母，待父母去世守孝期满，才于36岁那年出来做官。

包拯的官宦生涯说实话很平淡，他不是贪官不是昏官，也确实做了一些值得称道的事情，但远远没有民间传说的那么神奇。历史上没有王朝马汉，没有南侠展昭，没有足智多谋的公孙先生，没有三口铡刀，也没有杀妻灭子的陈驸马。陈世美倒是有一个，但人家是清朝官员。清朝这位陈世美，得罪了自己的一个叫胡梦蝶的同乡，被对方恶意报复，编出一个《秦香莲》来败坏他名声，后来演着演着又把包公搬了进来，成了后来的《铡美案》。

如果没有民间传说和各种文学作品的神话，包拯在历史上就属于一个不怎么值得一提的人物。同时代的欧阳修还曾批评他"素少学问"。

至于包公的长相，正史没有明确记载，但是，这么一个养尊处优的人物，基本上不太可能脸跟炭一样黑。安徽合肥包公祠里供奉的包公像，是一个白面长须的清秀书生，而故宫所藏的包公画像也证明包拯并不是黑脸。所谓的黑脸，更多的是民间因其"铁面无私"而进行的演绎和想象罢了。

第一个问题解决了，再谈第二个问题：深色食物是否会影响伤口的愈合呢？

我们首先看看伤口愈合的过程。伤口的愈合，其实就是两个平行的过程：

第一是细胞的增生，伤后24～48小时，在炎症反应的基础上，开始有细胞增生，伤缘上皮增厚，一部分基底细胞与真皮脱离，向缺损区移行并发生分裂。同时来自动脉外膜和其他组织的成纤维细胞和来自血管损伤处的内皮细胞也开始大量增生。细胞增生形成新的组织，逐步填补创伤造成的缺损。

第二是纤维组织的增生。新的纤维组织在伤处起填充、支架和连接的作用。其组织内胶原纤维是决定张力强度和抗拉强度的主要因素，而胶原纤维主要由成纤维细胞、成肌纤维细胞等合成。

妨碍伤口愈合的因素，其实就是通过种种直接或间接的机制作用于这两个过程的因素。目前公认的影响伤口愈合的因素包括：感染、异物存留或血肿、组织低灌流、药物、全身性疾病等。所有这些影响因素，都是一种病理状态。

说那么多，"深色食物"到底会不会影响伤口愈合呢？

只要是正常的"食物"，就不会。为什么呢？因为以上两个过程，无论是细胞增生的过程，还是胶原纤维合成的过程，既是创伤修复过程，同时也是人体中 24 小时持续不间断进行的人体正常的组织更新过程。

假若某种物质会对这两个过程产生能被观察到的影响，那么，我确定一定以及肯定这个物质不会是"食物"。无论它是深色还是浅色，它都必然是毒物而不是食物。影响前一个过程的物质，其毒性表现和各种抗癌药物类似；影响后一个过程的物质，必然产生山黧豆等物质中毒的表现或者坏血病的表现。我不相信，这样的东西能够成为"食物"，能够在现代这种严格的食品监管体系中存在而不被察觉。

那么，深色食物会不会导致愈合后的创面颜色发黑呢？我们先来看看创面皮肤发黑的机制。

引起皮肤颜色发黑的物质，叫黑色素，黑色素是由存在于表皮中的黑色素细胞分泌的。当紫外线照射到皮肤上作用于皮肤基底层，肌肤就会处于"自我防护"的状态，激活酪氨酸酶的活性，以酪氨酸为材料生成黑色素。

浅表烧烫伤患者创面愈合后的黑色素沉着，主要是皮肤的黑色素细胞受刺激所导致，多见于暴露部位。这种黑色素的沉积某种程度上是一种机体的自我防护机制，因为新生的皮肤比较娇嫩，而大量的黑色素有助于对抗紫外线的损伤，其预防措施主要是避免日晒。如果皮肤损伤严重，黑色素细胞缺失，则不仅不会有黑色素沉着，反而可能因为色素脱失形成白斑。

那么，深色的食物，能否影响黑色素合成的两个环节：作为合成材料的酪氨酸，和作为合成工具的酪氨酸酶呢？答案是否定的。

很多深色的食物中，确实富含酪氨酸，但是很遗憾，在很多非深色的食物里面，酪氨酸的含量同样丰富，而且，酪氨酸是一种可以自体合成的氨基酸。因此，通过食物的控制抑制黑色素的合成是不可能的。如果不信的话，你可以去海滨晒几天太阳，我保证，就算你一点深色的东西都不吃，你也会全身发黑。

而酪氨酸酶就更不用考虑了，酶类是一种蛋白质，它在胃肠道里面会被分解，无法通过口服的途径进入人体皮肤。

综上所述，伤口愈合期需要避免深色食物的说法，没有任何科学道理，同时，它也未见于任何的创伤和烧伤治疗指南当中。即使在笔者一直不怎么感冒的中医当中，亦未见伤口愈合期需避免深色食物之说。

所以放心吧，无论是烧伤还是其他外伤，无论手术前还是手术后，无论健康还是疾病，都无须因为食物颜色深而特别禁忌，你不会因此变成传说中的黑脸包公。烧烫伤患者要避免愈合后的皮肤色素沉着，只需要避免日晒就可以了。

千年女尸不腐之谜与胆管结石

公元前 202 年，西楚霸王项羽自刎乌江，旷日持久的楚汉相争终于落下了大幕。踩着包括霸王在内的千万人的尸骨，刘邦登上了皇位，建立了大汉帝国。

当上皇帝的刘邦，对那些和他一起打天下的功臣进行了分封，让大家共享荣华富贵。其中一个叫吴芮的，被封为长沙王，以原秦代长沙郡建立长沙国。

吴芮据说是夫差的第七世孙，这个人有个非常大的优点，就是识时务。他原来是秦朝的番阳县令，因在任深得民心，被尊称为"番君"。后来陈胜吴广起义，天下大乱，英布率领了一批修骊山陵墓的刑徒跑到他地盘上来，他觉得秦朝大势已去，就联合英布和自己的部下起兵反秦，还把自己的女儿嫁给了英布。秦朝灭亡后，他被项羽封为"衡山王"。后来楚汉相争，他的地盘离汉地比较近，于是站在了刘邦一边。项羽败亡后，吴芮和各地诸侯及汉将相一起拥戴刘邦即皇帝之位，成为西汉开国的元勋。

刘邦一登上帝位，就颁布诏书，嘉奖吴芮："从百粤之兵，以佐诸侯，诛暴秦，有大功。"并封其为长沙王，建立了长沙国。

吴氏的长沙国传了五代 46 年，因为第五代武王无后，王国被取消。其中吴芮当了一年的长沙王就挂了，王位交给了儿子吴臣。

有了王国就得有丞相，约在汉高祖九年至十年，湖北人利苍，偕妻子辛追，带着刚满周岁的儿子利豨来到长沙国，在第二代长沙王手底下任丞相一职。利苍这人在历史上声名不大，但是他早年就跟汉高祖刘邦一起打天下。现在刘邦当了皇帝，他也熬出了头。

利苍任职不久，邻国淮南王英布叛变，英布是当时长沙王吴臣的姐夫。但是大是大非面前，亲戚也就顾不得了。英布兵败后，在利苍的劝说下，吴臣发挥了父亲识时务会站队的优良传统，诱杀了姐夫英布。而长沙丞相利苍也因此被封为轪侯，实现了人生的大跨越。

公元前 186 年，第一代轪侯利苍去世，侯位传给了儿子利豨。时年未满 30 岁的妻子辛追，从此过上了漫长的守寡生活。公元前 168 年，辛追的儿子、第二代轪侯利豨也去世了。利豨死后，他的儿子第三代轪侯离开长沙，到首都长安做官。之后，第四代轪侯又担任过武官，因为擅自调兵而被判处死刑，遇到赦免才留了一条性命，不得不回到原籍。

在儿子去世 5 年后，公元前 163 年，50 岁左右的侯爵夫人辛追不幸去世。

辛追死后举行了隆重的葬礼，她和丈夫、儿子安葬在一起。她的墓室，后来被命名为马王堆一号墓。为了安葬她，人们不得不打开她丈夫和儿子坟墓的封土，也就是后来的马王堆二号墓和三号墓。

辛追的墓室极其奢华，足有三层，最外层是封土，中间是夯土，最内层是厚厚的白膏泥。棺椁的四周和顶部填充了一层30多厘米的木炭。白膏泥良好的防腐和隔绝空气的能力加上木炭的吸附和防潮能力，很好地保护了她的尸体，使得她的尸体一直没有腐烂。

时光荏苒，整整2100年时间，辛追夫人就这样一直静静地在自己的墓室中躺着。直到有一天，沉寂两千年的墓室突然热闹起来。

1972年1月，考古学家对马王堆汉墓进行发掘。4月28日，考古人员打开了辛追夫人的棺木，根据百度词条"辛追"条目下的描述，眼前的场景令所有工作人员震惊不已：辛追的尸体外形完整无缺，全身柔软而有弹性，部分关节尚能活动，眼睫毛及鼻毛尚存，左耳鼓膜完好，手指及脚趾纹路清晰，在往她体内注射防腐剂时，她的血管还能鼓起来。

辛追夫人的尸体一下成了国宝，时任国务院总理的周恩来亲自批示要好好保护。为了进一步了解这个保存了两千多年的尸体，国家组织医学专家对尸体进行了解剖，解剖发现辛追夫人内脏保存完好，其食道、胃及肠内还有尚未消化的甜瓜子138颗半。在她的肺部，细如发丝的迷走神经清晰可数。她体内各种细胞结构还能在显微镜下看到，红细胞依然呈圆形，血管裹有凝固的血块，血型为 A 型。

解剖同时发现辛追夫人患有多种疾病，包括冠心病、多发性胆结石、全身性动脉粥样硬化症，她右上肺有结核病灶，右前臂曾经骨折，在直肠和肝脏内有鞭虫卵、蛲虫卵和血吸虫卵，胆囊先天畸形。

说到这里，给那些梦想穿越到古代的小清新提个醒，古人的健康状况和卫生状况是非常糟糕的。辛追的老公和儿子都不长寿不说，贵为侯爵夫人，辛追应该拥有当时普通人无法企及的医疗条件，但是她却依然感染多种寄生虫，疾病缠身，50 岁的样子就撒手人寰。

解剖同时发现了辛追夫人的死因。在辛追的胆总管和肝管汇合处各发现了一个黄豆大的结石，这两个结石，被认为是辛追夫人死亡的元凶。

说到胆管结石，忍不住又想吐槽一下上帝他老人家。我一直认为，上帝在造人的时候犯有很多失误，其中胆道系统的设计是其中之一。

肝脏是人体最重要的脏器之一，其功能包括代谢、解毒、吞噬免疫、凝血、造血，以及分泌胆汁等。而胆管，就是胆汁的通道，肝脏所分泌的胆汁，经过肝内各级小胆管不断汇总流出肝外排入十二指肠。

肝内的这些小胆管，最终汇集成两根，肝左叶的汇集成左肝管，肝右叶的汇集成右肝管，然后左肝管和右肝管又汇集成肝总管。这个汇合处以上的胆管，我们称为肝内胆管，汇合处以下的胆管，我们称为肝外胆管。

胆汁分泌后，不直接进入肠道，而是要储存一段时间，这个储存胆汁的构造，就是胆囊。胆囊发出一根细细的胆囊管与肝总管汇合，形成胆总管，胆总管继续向下，进入十二指肠。胆总管内的胆汁在进入十二指肠前，需要经过一个狭窄的阀门，叫奥蒂斯括约肌。

需要注意的是，肝脏的体积是很大的，几乎横跨整个上腹部，其重量也足有 1.2 ～ 1.5 公斤，但是作为整个肝脏胆汁出口的肝总管，却只有区区 0.4 ～ 0.6 厘米粗，而胆总管的直径，也不过 0.6 ～ 0.8 厘米。一个如此巨大而重要的脏器，只有这么一个又细又长的羊肠小道般的出口，就特别容易出问题。平时还能对付，一旦出现胆道结石，这细细的华山一条路一旦堵塞，就等于堵住了整个肝脏的出口，会导致严重的炎症和胆汁淤积。

胆道结石的成分最常见的有两种：胆固醇结石和胆红素结石。结石可以单发也可以多发，有时候甚至呈泥沙状遍布胆道。根据结石所在部位不同，可以分为胆囊结石、肝外胆管结石、肝内胆管结石。

胆囊的结石比较多见，很多结石患者没有明显症状或者仅有轻微的胆囊炎症状。但是，如果结石堵住了胆囊出口，就会引起急性胆囊炎，表现为剧烈的胆绞痛和严重感染症状，这种情况一般需要手术将胆囊及内部的结石一并切除取出。

肝外的胆总管和肝总管的结石，可以原发也可以是从胆囊或者肝内掉下来的。如果结石比较小，可以通过奥蒂斯括约肌进入十二指肠，但当结石较大无法通过时，就会导致整个胆道出口堵塞，导致胆汁淤积和严重感染。患者会出现剧烈的腹痛、高热，以及黄疸。如果梗阻不能及时取出，会危及患者的生命。

一旦出现这种情况，就需要紧急手术处理，打开胆总管，把结石取出。对于一部分胆道由于炎症而明显狭窄或者肝内仍有结石可能会掉下来的，还需要切断胆管，将胆管和肠管直接吻合，以免再次出现梗阻。

比较麻烦的是肝内胆管结石，这种结石既可以掉下来引起肝外胆道梗阻，也可以在肝内引起梗阻导致肝内的感染，长期反复的炎症刺激还可能诱发癌变。

肝内胆管结石的麻烦在于：结石藏在肝内细小而且分支众多的胆管内，而且往往多发乃至呈泥沙状，很难取干净。对于这种情况，只能尽量取净结石，同时做胆管和肠道的吻合以免结石掉下来形成梗阻。对于结石比较集中的，可以考虑肝脏部分切除。

我们可以想象一下辛追夫人死亡前的场景：

在一个暑热的夏天，年方五旬，因患有严重冠心病而行动不便的辛追夫人，想吃几个甜瓜解暑。于是下人们赶紧用绳子把放在井中的甜瓜取出来奉上。在井中低温下保存的甜瓜，是那个年代最好的解暑佳品。

冰冷的甜瓜吃下，辛追夫人感觉惬意了很多。但在这时候，她肝脏内的两颗结石掉下来，一个堵住了胆总管，一个堵住了肝总管，梗阻导致了剧烈的疼痛。辛追夫人捂着自己的右上腹部，痛苦不堪。

在疼痛的刺激下，她那已经有严重疾患的心脏开始剧烈跳动并超负荷工作，而严重阻塞的心脏冠状动脉无法为剧烈跳动的心脏提供足够的血液和氧气，心肌出现严重缺血。辛追夫人出现严重的心前区压榨性疼痛和呼吸困难。

好在这个痛苦的过程没有持续太长的时间，留在食道和胃内的瓜子表明辛追夫人的死亡过程很快。心脏的缺血引起严重的心肌梗死和心律失常，心脏无法维持正常的泵血功能，辛追夫人很快就闭上了眼睛。

而当时的医生，对这一切茫然无知，直到2100年后，她的死因才被现代医学解开。

说起胆结石就不得不说说一种流传广泛的所谓"洗肝疗法"或者"排石疗法"，这种疗法在欧美盛行多年，最近几年开始传到中国，反正我在微信朋友圈里看到好几回了。

这种疗法有很多版本，但都大同小异，就是让患者空腹喝大量橄榄油和柠檬汁。很多患者在接受"排石疗法"后，会从肠道排出很多绿色的"石头"，并由此相信胆石真的排出来了。

其实，早在2005年，就有外科医生对这种疗法进行了研究，研究结果发表在《柳叶刀》杂志上。根据成分分析和实验验证：这些绿色"石头"是橄榄油中的甘油三酯被胃脂肪酶作用后形成的长链羧酸与柠檬汁中含有的大量钾盐发生皂化反应，产生大量不溶性羧酸钾颗粒的结果，可称为"皂石"。和胆结石没有一毛钱的关系。

最后，我常忍不住想，古人花那么多人力、财力给自己修建坟墓保存自己的遗体，到底图个啥呢？无论是埃及的木乃伊，还是中国的历代王陵，各种耗费巨资的豪华坟墓，似乎从一修好开始就是给盗墓者和后世考古学家准备的。若辛追夫人知道两千多年后自己遗体的命运，还会不会费尽心思给自己修这么个墓呢？

辛追夫人还算幸运的，古代的埃及有钱人更惨，他们的木乃伊曾经被欧洲人当成药品。据说有个国王身边带着一袋子木乃伊碎片，不舒服就啃两口。

经常有人抱怨北京的坟墓太贵，死不起。其实呢，墓地的价格原本就该贵，对应房地产市场，这属于别墅。经济适用的葬法是花葬、树葬、海葬、生态葬等。有些人就是希望买块墓地安葬亲人，这种需求无所谓对错，但是想想辛追夫人和那些木乃伊的命运……

等我去世的时候，我先把身上能捐的器官组织都捐了，剩下的海葬。北京现在对选择海葬的，每人补贴四千块钱呢。

郑庄公的难产与人类进化的代价

中国历史上有记载的春秋第一个霸主是齐桓公，但实际上，在齐桓公之前，郑庄公就已经小霸中原。不过呢，由于他和周王室关系不好，曾经和周王室正面开战不说，他手下大将射伤了周王，所以他的霸主地位没有得到周王室的承认。

说起来，郑庄公和齐桓公倒真有不少相同之处。首先，这两个人为了君位都和自己兄弟发生过冲突，齐桓公小白是想方设法杀掉了自己的哥哥公子纠，而郑庄公寤生则是赶走了自己的弟弟叔段。还有一个共同点是：两个人在交班问题上都没处理好，死后国家乱成一团，由盛而衰。

郑庄公寤生和弟弟骨肉相残，起源于他出生的时候。在古代，生孩子是女人的鬼门关，如果碰到难产，常常是母子双亡，生头胎尤其如此。而郑庄公出生的时候，胎位不正，正常孩子都是脑袋先出来，偏偏他不走寻常路，腿先出来，造成了难产。

古代难产的孩子是非常不幸的，在没有剖宫产技术甚至没有现代接生技术的年代，很多孩子会和母亲一起死去，还有一些能活下来却变成没妈的孩子。没有妈已经够可怜了吧，他们还往往被视为克死母亲的罪魁而受到各种歧视。

寤生同学这种任性的出生方式把母亲整得死去活来，好在老天爷保佑，母子最终平安，而且小寤生后来发育得很好，没有出现宫内缺氧导致的脑瘫之类。但是，被他折磨得死去活来的母亲，却从此非常讨厌这个差点克死自己的孩子，对他的喜爱远不如对他的弟弟叔段——人家是顺产。

问题是，寤生虽然是难产，但确实是嫡长子，寤生的老爸没受过生孩子的苦，对这个儿子没什么偏见。虽然夫人一直吹枕边风，他还是让寤生继承了君位。

后来的发展和那些狗血的宫斗剧剧情无异，叔段在母亲的支持下觊觎王位，最后起兵造反。而寤生同学在一再忍让后忍无可忍，率领正义之师削平叛乱，叔段也被迫流亡他国。

削平叛乱的寤生，非常生母亲的气，老子当年也不想腿先出来啊，你当娘的犯得着这么对待亲儿子吗？于是放下狠话：不到黄泉不相见。

后来郑庄公和母亲都后悔了，开始顾念亲情，但是碍于誓言不能见面。最后一个叫颍考叔的人出了个主意，让郑庄公挖个大隧道，一直挖到见到地下水，还把这地方当是黄泉。母子相见，共释前嫌。这种解决问题的办法颇有和鬼神耍无赖的嫌疑，要不怎么说中国人聪明呢。

其实，也难怪寡生的母亲受这么大的刺激。在没有现代产科技术的年代，女性尤其是初产妇生孩子是件很危险的事情，一旦遭遇难产，绝对是九死一生。寡生那样母子平安的，只能说是幸运到极点。

几百万年前，人类从大地上站立起来，开始直立行走。直立行走解放了双手，也促进了大脑的发育，但是，人类为了直立起来，也付出了很大的代价。

首先是人的脊柱，本来四肢着地的时候人的脊柱是做顶棚的，现在直立起来，一下子成了立柱了，这一下带来了很多问题，椎间盘突出，是人类特有的疾病。尤其在腰椎位置，由于没有其他骨性结构协助支撑，全身的分量都压在几根腰椎上，导致腰椎间盘突出和腰肌损伤成为临床常见疾病。

直立行走引起的另外一个大问题，就是生育困难。人类直立起来以后，两腿需要向中间并拢才能保持平衡。如果两条腿分得很开，那你抬一条腿的时候，另一条腿就难以保持躯体直立。动物不存在这个问题，当动物抬起一条腿的时候，它还有三条腿可以支撑。两腿向中间并拢的结果，是限制了骨盆的宽度，而骨盆是胎儿娩出的必经之地。

更要命的是，随着人类的进化，人的脑容量越来越大。脑容量大了，脑袋自然也越来越大。脑袋在变大而骨盆在变小，结果就是我们在产科常听到的一个词"头盆不称"，意思是相对于母亲的产道来说孩子的脑袋太大了。在现代物质极大丰富的时代，孕妇的胡吃海喝，又容易导致胎儿体重过大，增加分娩困难。

怎么办呢？人类在进化中选择让孩子早点出生。对比一下其他哺乳动物我们可以看到，人类的孩子出生得实在太早了。其他的哺乳动物生出来就能走能跑，而人类的孩子是一个毫无自我保护能力的胎儿，需要母亲辛辛苦苦养到三四岁，才能像刚出生的小马小牛一样具备基本的活动能力。

但即便如此，生孩子对人类的母亲依然是一个近乎极限的运动。胎儿要在母亲的产道中变换多种姿势，让母亲承受巨大的痛苦，才能娩出。古往今来，不知道有多少母亲因为难产而受尽折磨死去。

人类的审美观念，也和生育有着千丝万缕的联系。胸大屁股大，一直是男性的主流审美标准。胸大，意味着营养良好发育成熟哺乳能力强，而屁股大意味着骨盆宽大生孩子较为容易。以往流传的"屁股大好生儿"，其实非常有道理。

既然正常的产道对一些孩子来说太小了，对这些难以娩出的孩子怎么办呢？一种思路是：既然整个孩子出不来，那就把胎儿弄碎了出来，牺牲胎儿保全母亲，这就是曾经流行过的毁胎碎颅术。还有一种思路是，既然明知道过不去，那索性我们就不让这些孩子去挤那华山一条路了，直接把孩子从肚子里拿出来吧，这就是剖宫产。某种程度上，剖宫产技术是人类在修正上帝的错误。

追溯历史，剖宫产算是人类历史上最悠久的手术之一了。早在公元前 700 年，古罗马帝国就颁布法令，要求将妊娠末期死去的孕妇剖宫取出胎儿，然后才准安葬，这是世界上最早的剖宫产手术的记录。虽然当时的医生们胆战心惊地照章办事，但母体死亡后，胎儿只能存活 5 ~ 20 分钟，手术取出的存活率基本为零。

真正意义上的剖宫产手术，可以追溯到 15 世纪，据说有一个瑞士的劁猪匠老婆遭遇难产，请来巫婆施展各种法术均无效果。眼看妻子痛得死去活来，劁猪匠情急之下拿出劁猪刀来，凭借多年工作积累的丰富经验，斗胆剖开妻子腹部取出了胎儿，结果产妇和孩子均得以成活。

有比较确切记载的剖宫产手术，要到 1610 年，两位外科医生杰里迈亚·特劳特曼与顾斯给一位产妇施行了剖宫产手术，产妇在术后 25 天死亡，但婴儿却活了 9 年。由于技术和器材的落后，当时的医生只知道切开腹壁和子宫，不懂得缝合子宫切口，而是听任其自然收缩止血。大多数产妇在进行剖宫产手术后，不是死于出血就是死于感染。

1764 年，美国的贝内特医生在给自己的妻子做剖宫产手术时，尝试用棉线缝合子宫切口，奇迹出现了，出血止住了，母子均平安。此后剖宫产手术才得以逐渐推广。

1852 年，因为棉线容易断也容易感染，美国医生波林用银线代替棉线，剖宫产的死亡率降至 45% ~ 80%。

1876 年，意大利医生波罗在剖宫取出胎儿后，面对不断出血的子宫束手无策，最后选择了切除子宫。这种手术后来被称为波罗式剖宫产并被竞相效仿。波罗式剖宫产将产妇死亡率降到了 25%。但做过这样剖宫产的女人，将永远地失去怀孕的可能，因此该手术备受非议。

1882 年，美国医生萨恩格把孕妇的子宫前壁纵行切开，取出胎儿，然后将子宫的切口缝合起来，使得她们以后仍可再次妊娠、分娩，这是剖宫产历史上的一个重要转折。

1912 年，克罗尼格首次施行子宫下段剖宫产术，对剖宫产术做出了革命性的贡献。以后不断改进手术方式，逐渐形成了现在的下腹壁横切口子宫下段横切剖宫产术。

1892 年，一名 29 岁的广州产妇被送到珠江边上的美国博济医院。经过医生的沟通解释，产妇在氯仿麻醉下剖开子宫，顺利取出一名 4 斤重的女婴。这成为中国第一例剖腹产手术。

那一年，12 岁的鲁迅刚进入三味书屋读书。那一年，26 岁的孙中山在香港西医书院毕业，正式成为一名医生。那一年，一代将星刘伯承呱呱落地。

今天，剖宫产手术已经成为一项非常普及而且非常安全的手术，无数的母亲和孩子因为这项技术而受益。

需要指出的是，剖宫产手术是有损伤的手术，对于那些适合顺产的产妇，还是应该优先选择顺产。但同样，妖魔化剖宫产，在需要剖宫产的时候拒绝剖宫产，是非常错误和危险的。

至于顺产和剖宫产哪个更优越，这纯粹是个傻问题和伪问题，合适的就是最好的，顺产和剖宫产本就应对不同的情况，又哪来的优劣之分。顺产和剖宫产，都有相当明确的指征。无论是强求顺产而拒绝剖宫产，还是强求剖宫产而拒绝顺产，都是极其错误的。到底选择顺产还是剖宫产，应遵从医生的意见，切不可因为偏见而自作主张。

小腿骨折如何要了秦武王的命

　　秦国统一天下，是一个漫长的过程，贾谊在《过秦论》中，是这样写的："及至始皇，奋六世之余烈，振长策而御宇内，吞二周而亡诸侯，履至尊而制六合，执敲扑而鞭笞天下，威震四海。"所谓的"六世余烈"，是指孝公、惠文王、武王、昭襄王、孝文王、庄襄王六位先王。

　　说起来也真令人感慨，战国大争之世，有机会统一天下的国家其实不少。魏国、齐国、燕国、赵国都曾强盛一时，但最终一统天下的是秦国。秦国之所以能统一，除了秦孝公任用商鞅变法居功至伟，还有最难得的一点就是包括秦始皇在内的连续七代君主均非昏庸之辈，使得秦国新法新政始终能延续下去，没有出现人亡政息的情况。这在以血缘决定继承人的时代，相当不容易。某种程度上，秦国是胜在对后代的教育和继承人的选择上。以前看小说《东周列国志》，最大的感慨就是：孩子的教育问题很重要。

　　在秦国统一天下的七代君主中，未得善终的只有一个人，那就是秦武王嬴荡。嬴荡也算是一个猛人，他在位只有短短四年，但在位期间，他平定蜀国叛乱，攻取楚国商于之地建立黔中郡，拿下韩国重镇宜阳，收三川之地，直入洛阳，以窥周室。

但嬴荡有一个致命的弱点，就是好勇斗狠。这一点放在一个将领身上不算什么，但放在一国之君身上却很致命。事实上，也正是这个弱点最终断送了他的性命，而且他死得非常憋屈，是跟手下比力气时自己砸断胫骨死的。这种黑色幽默似的死法，能与之媲美的，大概只有掉到茅厕淹死的晋景公了。

公元前 310 年，秦惠文王去世，武王嬴荡登基即位。武王自幼身高体壮，勇武好战，喜好跟人比角力。说实在话，这种性格其实不是很适合做国君，尤其是嬴荡登基的时候只有 19 岁，正是一个容易脑袋发热好勇斗狠的年龄。

登基后的秦武王性情依旧，他不喜欢张仪这种靠脑袋吃饭的谋臣，在众人的怂恿下驱逐了对秦国有大功的张仪。同时按照自己的选材标准，将勇力过人的任鄙、乌获、孟贲等人都提拔做了大官。

秦武王到了洛阳，见到了传说中的九鼎。九鼎传说是大禹统一天下后收九州贡金铸成，是夏商周三代的镇国重器，分荆、梁、雍、豫、徐、扬、青、兖、冀九鼎。秦国按照地理位置属于雍州，所以秦武王对雍鼎特别感兴趣，脑袋一热非要试试雍鼎的轻重。

俗话说千金之子坐不垂堂，一国之尊玩这种危险游戏实在有点不够自重。对此，秦武王的两个手下，任鄙和孟贲的表现截然不同，任鄙苦劝武王不要冒险，而孟贲却是起哄架秧子型的，不仅不劝阻还自己冲上去先试了一把，结果勉强举起。秦武王当时 22 岁，正是争强好胜的年龄，也坚持去举鼎，不想力尽脱手，砸断胫骨，历史小说《东周列国志》这样写道："血流床席，痛极难忍，捱至夜半而薨。"

事后追究责任，起哄的孟贲被灭族，而劝阻的任鄙则升了官。所以呢，跟着领导瞎胡闹没啥好结果。

秦武王这种死法，颇有些 NO ZUO NO DIE 的意思。和关二爷攻打樊城的时候，只穿个胸铠跑到城门前耀武扬威大骂鼠辈何不早降，结果被鼠辈一箭射中左臂一样。

但是，很多人可能会奇怪，不就是一个小腿骨折吗，咋就把堂堂一国之君的命要了呢？

你还别说，小腿骨折听起来好像不严重，但在缺乏现代医学手段的情况下，导致死亡还真是很有可能的。小腿骨折可能引起的并发症有很多，其中可能危及生命的主要有以下几种：

第一是出血。骨折时，骨折端很容易刺破周围的血管导致出血，如果不幸有大的血管破裂，就会出现难以控制的大出血。这种出血难以通过简单的局部压迫等方法止住，往往需要紧急手术结扎或者修补破裂血管才能控制出血挽救患者的性命。

很多人看多了武侠小说，觉得应该有种神奇的"金创药"，往伤口上一倒，就能止住出血，但这在古代是不可能的。现代倒是有一种止血粉，可以快速凝结成凝胶堵住出血，但是也只限于紧急状况下暂时封堵血管，最后伤口还是要手术处理。

在没有现代止血技术更没有现代输血技术和休克治疗技术的情况下，持续不断的出血最终将导致患者休克和死亡。秦武王"血流床席"，失血性休克致死的可能性很大。

第二是脂肪栓塞。管状骨骨折的时候，因骨折处髓腔内血肿张力过大，骨髓被破坏，脂肪滴可进入血液循环，引起肺部、脑部脂肪栓塞。常见的栓塞部位为肺和脑。

肺栓塞表现：呼吸困难、发绀、心率加快和血压下降等。脑栓塞表现为：意识障碍，如烦躁、昏迷、抽搐等。

脂肪栓塞的后果，取决于栓塞部位及脂肪滴数量的多少。若大量脂肪滴（9克～20克）短期内进入肺循环，可引起窒息，或因急性右心衰竭死亡。

第三是筋膜室高压。骨筋膜室是小腿的相对封闭的腔隙，骨折时，由于血肿、组织肿胀以及包扎过紧等原因，可导致筋膜室压力升高。当压力高到一定程度，就会压迫肢体血管，导致肢体血运障碍，引发大范围的肌肉坏死。而大范围的肌肉软组织坏死，又会产生大量毒素，导致患者肾脏等功能衰竭，最终导致患者死亡。

筋膜室高压的临床表现之一就是持续的剧烈疼痛。秦武王死前"痛极难忍"，合并筋膜室高压的可能性是很大的。

解决筋膜室高压的方法并不复杂，只要做个简单的减张手术，切开皮肤及皮下组织，打开筋膜室腔，就可以减轻内部压力，阻断病情恶化。但古代的医生是没有这种觉悟和认识的。

第四当然是感染，包括普通的细菌感染和破伤风感染。古代没有抗生素，没有可靠的消毒手段，没有无菌技术，严重的开放性骨折，在局部有大范围血肿和坏死组织较多的情况下，很容易出现严重感染。一旦出现感染，轻则肢体丧失，重则性命不保。

随着现代医学的发展，对于上述这些并发症已经有了比较充分的认识和较为完善的预防处置手段，虽然严重脂肪栓塞这种并发症还会偶尔危及患者生命，但总体而言，只要处置及时得当，一个小腿骨折导致死亡的可能性已经非常低了。

感谢现代医学，让我们的生命比中医时代的君王更有保障。

操纵帝王命运的天花：从顺治之死谈起

连努尔哈赤在内，清朝一共有 12 位皇帝，其中娃娃皇帝足足有 5 位，这可谓中国历史的一个异数。顺治 6 岁登基，康熙 6 岁登基，同治 6 岁登基，光绪是 4 岁登基，宣统是 3 岁登基。12 个皇帝中寿命最短的是两个年号中带"治"的皇帝：同治和顺治。这两位都是幼年登基，都是年纪轻轻就得了"治"不了的病撒手西去：同治皇帝活了 19 岁，而顺治皇帝死时年仅 24 岁。

《清世祖实录》中，只用了 11 个字描述顺治皇帝的死："丁巳，夜，子刻，上崩于养心殿。"皇帝死得早，本来就容易有各种猜测和传闻，正史的这种模糊记载，更是为各种八卦的流行创造了良好的条件。顺治皇帝死后，其死因民间有很多种传说，最流行的就是顺治皇帝其实没有死，而是因为心爱的董鄂妃死后，心灰意冷看破红尘，去五台山出家当了和尚。这个传说在民间颇有市场，很多文学作品中都有流传，其中包括金庸大侠的《鹿鼎记》。

其实呢，顺治皇帝在董鄂妃死后确实有过出家的念头，还命令茆溪森和尚为他剃度，把皇太后气得够呛，最后搬来了茆溪森的师父玉林通琇和尚出马，总算把这事给阻止下来。顺治无奈放弃了出家的念头，让自己的贴身太监吴良福替自己出家。

顺治皇帝搞的这一出可能很多人似曾相识甚至经历过。年轻人失恋了想不开，要死要活要绝食，声称自己看破红尘四大皆空的实在屡见不鲜。顺治皇帝贵为九五之尊，但也只是个二十岁的大孩子，免不了和现在的年轻人一样偶尔钻个牛角尖，闹腾一阵子也就过去了。

根据史料记载，顺治应该是死于天花。

关于顺治皇帝的病情，有两个当事人的记载应该是最为可靠的，一人是身为清廷中书舍人的张宸，中书舍人这个职位类似于政府文秘，负责书写诰敕、制诏、银册、铁券等，职位不高却能接触权力核心，知道很多外人不知道的事情。张宸笔记中记载：顺治十八年正月初四，大臣们向皇帝问安时，得知皇帝身染重病。初七晚上，朝廷决定大赦刑狱，为皇帝祈求好运，接着又传谕民间，不许炒豆点灯、泼水。天花当时称"痘疮"，有天花患者不能炒豆点灯和怀孕不能吃兔子以免兔唇，不能吃螃蟹以免胎位不正一样，是中国特有的禁忌。据此可以推断，顺治皇帝得的是天花。

还有一份记载来自于当时的保和殿大学士兼礼部尚书王熙，《王熙自撰年谱》中记载了顺治临终时让他撰写遗诏的事情。书中提到，顺治十八年正月初七，顺治帝突然午夜急诏他入宫，对他说："朕得了天花，即将不久于人世，你要详细记住我的话，马上拟定诏书。"这份记载与张宸的记载互相印证，应该是可信的。不过对于那份洋洋洒洒给自己罗列了足足十四条罪状的遗诏，说什么我也不信这是顺治皇帝自己的意思。要知道皇帝当时已经病危濒死，实在没有可能有条有理地做这么深刻全面彻底的自我批评。

除了这两条直接的记载，还有一些间接的证据可以证明顺治皇帝确实死于天花。

首先是顺治皇帝的遗体处理方式。顺治皇帝是火葬的，而且不仅遗体，连皇帝用过的东西都一起烧掉了。顺治选择火葬，按照习俗并非说不过去，清朝入关前采用的就是火葬的方式。但顺治死的时候，清朝入关时间已经不算太短，受汉族习俗影响已经很大。顺治皇帝对汉臣也多有倚重。顺治陵墓早在十年前就开始修建，陵墓和葬礼基本都采用汉族传统制度，顺治皇帝之后也没有哪个皇帝再选择火葬，所以顺治的火葬还是显得有那么一些怪异。但是如果顺治是死于天花这样的恶性传染病，那选择火葬就容易理解多了。

还有一个就是继承人的选择，中国皇朝选择继承人的原则是：有嫡立嫡，无嫡立长。而顺治在没有嫡子的情况下，既未立长也未立幼，选择的继承人是自己的第三子玄烨，也就是后来的康熙皇帝。选择玄烨做继承人的一个极其重要的原因，史书中记载得清清楚楚：他得过天花。人得过天花后，就获得了对天花病毒的长期免疫力，玄烨得过天花，以后就不会再有出天花的危险。

天花，是由天花病毒引起的烈性传染病。天花病毒繁殖速度快，

而且是通过空气传播，传播速度惊人。患者感染天花后，一般有
7 ~ 17 天的潜伏期，此后会出现高烧、头疼等全身感染症状，一般
2 ~ 3 天后面部、手部、腿部出现天花红疹，出疹数天后开始化脓，
第二个星期开始结痂，此后的 3 ~ 4 周慢慢愈合。天花的死亡率高
达 30%，一般在 10 ~ 14 天死亡，部分重症患者 3 ~ 5 天就会死亡，
死亡的主要原因是无法控制的毒血症和大出血。痊愈者往往身上遗
留斑片状瘢痕，也就是俗称的"麻子"。

天花在人类历史上是赫赫有名的杀手。整个 18 世纪欧洲死于
天花的人数，估计为 1.5 亿人。新大陆被发现后，天花被殖民者带
到了美洲，美洲与世隔绝，居民从来没有接触过天花，对这种病毒
几乎完全没有免疫力。有人认为，美洲 80% ~ 90% 的原住民死于
天花。此后这个悲剧又在澳大利亚重演，殖民者带去的天花病毒，
导致了澳大利亚 50% 的原住民死亡。

在天花的牺牲者名单中，不乏位高权重的帝王。罗马皇帝奥里
利厄斯、英国女王玛丽二世、德国皇帝约瑟夫一世、法国皇帝路易
十五、俄国沙皇彼得二世均死于天花。

清朝和天花也有着不解之缘，清朝的 12 个皇帝竟然有 4 个感
染过天花，分别是顺治、康熙、咸丰和同治，其中顺治和同治直接
死于天花。除了皇帝之外，八大铁帽子王之一、努尔哈赤的第十五
子多铎，以及顺治皇帝最宠爱的董鄂妃，也是死于天花。

清僻处关外，与中原交流极少，虽然不像美洲原住民那样对天

花毫无抵抗力，但也是谈花色变。《清世祖实录》中记载：顺治元年，清朝军队准备入关。大军出发在即，肃亲王豪格却心惊胆战地对另一位将军说："我未经出痘，此番出征，令我同往，岂非特欲置我于死地乎？"而《清史稿》称："满洲兵初入关，畏痘，有染辄死。"可见天花对清朝军队的杀伤力之大。

对于天花这种恶性传染病，无非就两个办法：一个是被动躲避，一个是主动建立免疫力。

从皇太极到顺治，一遇到天花流行，就要跑到人迹罕至的山里去"避痘"。玄烨出生后为免感染天花，也是抱到宫外福佑寺抚养，直到两岁时他感染天花病并痊愈，才被允许搬回宫内居住。

但这种被动的躲避实在是防不胜防，天花传染性极强，可以经过空气飞沫传播，而且天花病毒的生存能力极强，能耐干燥和低温，在痂皮、尘土和被服上可存活数月至一年半之久。顺治皇帝躲来躲去，最终也没躲过。

除了被动躲避，还有一种办法是主动建立免疫力。天花虽然危险，但有一个好处，得过天花的人会建立长期的免疫力，不再感染天花病毒。于是，就有了人痘——让人主动感染天花病毒，并由此建立长期的免疫力，保证今后不再被感染。

我一直认为，最初的人痘可能来自贫困社会理性而残酷的选择。把一个孩子养大非常不容易，如果好不容易把孩子养大再得天花死亡，那对家庭来讲就是一种极大的损失。与其如此，还不如在孩子小的时候就主动感染一次天花，如果孩子能活下来，那就获得了永久免疫力，如果活不下来，也避免了家庭后续的抚养开支。在这种情况下，一些人可能尝试主动利用天花患者身上采取的痂皮、脓疱液或者患者穿过的衣物作为载体，将"痘"种到健康的孩子身上，让孩子主动感染天花并获得免疫力，这就是人痘的起源。

不同的天花毒株毒力并不完全相同，患者发病相应有轻有重。选择痘苗的过程，其实也是一个人择的过程。如果我们选择从病情最轻微的患者身上采取痘苗接种给许多正常人，再从这些感染者中选择反应最轻微的人作为新的痘苗供体接种给另一批人，如此不断反复，我们就可以选择出毒力越来越低、越来越安全的痘苗。

在实际操作过程中，早期的种痘人虽然不了解这些原理，但他们毫无疑问会倾向于选择那些病情较轻的患者作为痘苗的供体，这样随着时间的推移，人类就慢慢获得了相对安全的低毒痘苗。人痘法在康熙时代走入宫廷，并逐渐从中国传向世界，期间被不断改良，成为人类对抗天花的第一个重要武器。

应该说，人痘是人类历史上第一种有据可考的疫苗，也是中国人的骄傲。

但是，人痘法有难以克服的致命缺陷，首先是安全性。人痘是活的天花病毒，减毒减得再好，也难以保证绝对安全，每100个接种人痘者中，就会有2～3人死于接种导致的天花。此外，人痘的防护率也不是100%。1723年波士顿天花流行中，没有接种的人患天花的死亡率为 15%，接种人痘的死亡率为 2%。

最后，一个很重要的问题是：由于人痘是活的天花病毒，接种过程其实就是感染天花病毒的过程，被接种者其实就是天花患者，这有可能人为地造成天花病毒的流行。为解决这个问题，欧洲首创了"通风屋"制度，让接种者留在屋内观察直到感染风险过去，这大大增加了接种的花费。

以上种种，大大限制了人痘的使用，而天花也依然日复一日地肆虐和收割无数的生命，直到一个人用自己的智慧和努力改写人类苦难的历史。

1749 年，英国格兰特郡的一个普通教师家庭里，出生了一个后来成为天花终结者的男孩，他的名字叫琴纳。

琴纳小时候接种了人痘，这段可怕的经历给他造成了巨大的痛苦，并留下了耳鸣的后遗症。琴纳小时候的玩伴皮克，则在接种人痘后死去。

琴纳后来成了一名医生，18 世纪 70 年代，在给别的医生当学徒期间，琴纳注意到了一个欧洲流传已久的传说：放牛郎和挤奶姑娘不得天花。

牛痘，即牛天花，并不常见，但一旦传入牛群就会感染许多头牛，牛的乳房会出现局部溃疡，会影响牛的健康和产乳。破口的地方传染性很强，给这种牛挤奶后很容易感染牛痘病毒并出现手部的脓疱或者溃疡。

牛天花病毒几乎是上帝馈赠给人类的对抗天花的终极疫苗武器，它对人致病力极弱，只有少数患者会出现低热和全身不适，但不会致死；它与人天花病毒有相同的抗原，人感染它后就会获得对天花病毒的长期免疫力；它不通过空气呼吸传播，只能通过人与人接触传播，而且必须有皮肤的溃疡或者破口。

琴纳以一个医生的严谨，对牛痘进行了近20年的观察和研究，在确信自己有足够把握后，1796年5月14日，他从一个叫萨拉·内尔姆斯的姑娘手腕上的一个牛痘脓疱中取出痘苗，接种到一个叫詹姆斯·菲普斯的男孩手臂上的两个小小的人工伤口上，孩子仅有轻微的不适症状。1796年7月1日，琴纳再次给这个孩子接种了人痘疫苗，孩子没有出现任何感染征象。

1798年，琴纳发表了他那篇伟大的著作：《牛痘的起因与后果——英格兰西部某些郡的调查》。此后又相续发表了《牛痘的进一步观察》和《与牛痘相关的事实和观察的继续》。雄文三篇，字字千金，人类终于敲响了肆虐千年杀人无数的恶疾天花的丧钟。

牛痘安全，效果好，适合大规模接种，其唯一的缺点，就是在当时的技术条件下只能做臂对臂的接种，即将痘苗从一个人接种后形成的脓疱中取下来接种给另外的人，待后者长出脓疱，再作为痘苗来源给其他人接种，接种部位一般为臂部。

在各国政要，包括拿破仑、亚历山大一世、杰弗逊、卡洛斯四世的大力支持下，牛痘接种法迅速在欧洲和全世界推广开来。

1803 年，22 个没得过天花的孩子从西班牙出发驶向南美洲，其中 2 人接种了牛痘疫苗。航程中，每隔 10 天，就有 2 个没种过痘的孩子由种过痘的孩子接种，以保证痘苗在到达委内瑞拉加拉加斯港时仍有活力。

在加拉加斯，远航队兵分两路，其中一路带着 26 个孩子，以同样的方法绕过合恩角，到达菲律宾、中国澳门和广州。

1805 年，也就是嘉庆十年，琴纳发明牛痘仅 9 年后，牛痘法传入了人痘法的起源地中国。

1875 年，中国同治皇帝因天花去世，此时牛痘法传入中国已经整整 70 年。当同治皇帝感染天花后，皇宫里采取的应对措施依然如 214 年前顺治死时一样：禁止炒豆，送痘神娘娘。

1948 年，世界卫生组织成立，天花被列为第一要控制的世界性疾病。

1950 年 10 月，刚成立的新中国中央人民政府政务院发布了由周恩来总理签发的《关于发动秋季种痘运动的指示》，做出在全国各地推行普遍种痘的决定。到 1952 年，全国各地接种牛痘达 5 亿多人次。

1961 年，我国最后一例天花病人痊愈，天花在中国绝迹。

1966 年，第 19 次世界卫生大会通过了消灭天花的决议。

1975 年底，天花在亚洲绝迹。

1977 年 10 月 26 日，全球最后一名天花患者，索马里炊事员阿里·马奥·马丁被治愈。

1980 年 5 月 8 日，世界卫生组织在肯尼亚首都内罗毕宣布，危害人类数千年的天花已经被根除。

从琴纳第一次给那个勇敢的小男孩接种牛痘，到最后一个天花患者痊愈，时光过去了整整 181 年。

消灭天花，是迄今为止人类面对疾病取得的最完美的一次胜仗，可惜胜利来得还是有些晚。1977 年人类消灭天花时，现代医学免疫学之父琴纳，已经去世足足 154 年。

王师北定中原日，家祭无忘告乃翁。

目前，世界上有两个戒备森严的实验室里保存着少量的天花病毒，它们被冷冻在 –70℃的容器里，等待着人类对它们的终审判决。这两个实验室一个在俄罗斯的莫斯科，另一个在美国的亚特兰大。

但，这只是明的，那些超级大国的生化武器库里到底保存着什么东西，只有天知道。

我知道的是，包括中国在内的很多大国依然储备着天花疫苗，时时提防着那个收割了数以亿计生命的魔鬼再次现身。

同治皇帝是死于梅毒吗

同治皇帝爱新觉罗·载淳（1856—1875 年），也称穆宗，是清朝入关后的第 8 位皇帝，同时也是清朝历史上最短命的皇帝。

同治皇帝 18 岁亲政，19 岁就挂了，政治上几乎没有什么建树，但是他的父母在政治上却是很极品的人物。

同治的父亲咸丰皇帝是个极品苦命的人物。公平地说，咸丰皇帝远远算不上英主明君，却也不是昏庸到家，如果是太平盛世他完全可以安安稳稳地做个守成皇帝。但是他实在太倒霉了，中国历史上规模最大的农民起义让他赶上了，西方工业革命后的列强入侵也让他赶上了。这种三千年未有之变局，毫无疑问超出了咸丰皇帝的驾驭能力。

咸丰皇帝 20 岁即位，他登基不久就发生了太平天国农民起义，将大清朝搞得焦头烂额。之后又有第二次鸦片战争，战争中咸丰皇帝处置失措，敌人兵临城下之时更是毫无骨气地逃离京城。英、法联军占领北京火烧圆明园，逼迫清政府签订《北京条约》，这成为咸丰抹不去的污点和奇耻大辱。

经历巨大打击的咸丰皇帝，彻底丧失了进取心，日日"以醇酒妇人自戕"，还自暴自弃地自称"且乐道人"。幸亏他死得早，不然大清朝说不定在他手上就亡了。

而同治皇帝的生母，则是大名鼎鼎的慈禧太后。咸丰皇帝死后，年仅6岁的同治皇帝即位。慈禧太后联合奕䜣发动政变，将咸丰指定的八大顾命大臣一网打尽，掌握了政权。在慈禧太后的治理下，曾国藩于同治三年将太平天国运动镇压了下去。接着李鸿章率淮军于同治七年将捻军也镇压了下去。

同时，曾国藩、李鸿章、左宗棠等一批开明的汉族大臣开始了历史上有名的"洋务运动"，洋务运动的核心宗旨是"中学为体，西学为用"，希望在不变革政治体制的情况下，引进西方现代工业技术以实现国家富强。洋务运动建立了新式军备中心，并创办了一些为它服务的民用工业、交通运输业。同治十一年，中国第一次派遣幼童赴美国留学。在慈禧太后的治理下，清朝江河日下的势头竟然被扭转，出现了所谓的"同治中兴"。

同治十二年，年满18岁的同治皇帝亲政，慈禧太后退居二线。然而这位年轻皇帝的表现却令人摇头不已。他即位之初就闹腾着花费巨资修颐和园，遭到群臣激烈反对，他竟然降旨革去一班重臣职务，幸亏慈禧太后及时阻止，才收回成命。如果不是同治死得早，他恐怕又是一个大大的昏君暴君。同治死后，慈禧太后再次垂帘听政。说实在话，慈禧太后也有很多问题，尤其是她执政的后期更是昏招迭出，但是，我觉得她总比同治皇帝强些。

同治皇帝 19 岁因病驾崩，正史记载死于天花，但坊间多有传言称其死于梅毒。著名历史学家萧一山在他 1923 年所著的《清代通史》里，也再三强调了同治帝就是死于梅毒。另外，同治皇帝主治御医李德立的两位曾孙李镇和李志绥分别撰文称，祖上口传秘闻，同治帝死于梅毒。

那么，同治皇帝到底是否死于梅毒呢？我们先看看后来成为同治皇帝老师翁同龢的日记，翁同龢的人品口碑一贯很好，而且我们也想不出他在私人日记里面全面而完整地伪造大清皇帝病情的理由，所以他的记载应该是可信的。

根据翁同龢的日记，同治皇帝的病情经过大体是这样的：

十月二十一日：西苑着凉；十月三十日：今日发疹。十一月初二日：闻传蟒袍补褂，圣躬有天花之喜。

十一月初八日，翁同龢见到皇帝，"花极稠密"；十一月初九日，翁同龢再次亲见皇帝，"气色皆盛，头面皆灌浆泡饱满"。

十一月二十三日："晤太医李竹轩、庄某于内务府坐处，据云：脉息皆弱而无力，腰间肿处，两孔皆流脓，亦流腥水，而根盘甚大，渐流向背，外溃则口甚大，内溃则不可言，意甚为难。"

十一月二十八日：太医云："腰间溃如椀，其口在边上，揭膏药则汁如箭激，丑刻如此，卯刻复揭，又流半盅。"二十九日再记："御医为他揭膏药挤脓，脓已半盅，色白而气腥，漫肿一片，腰以下皆平，色微紫，看上去病已深。"

而现存的同治皇帝脉案记载：十一月二十九日"牙胀面肿"；三十日"面颊肿硬，牙浮口粘"；十二月初一日"面颊硬肿，牙龈黑糜口臭"；初二日"各处痘痈俱见正脓，唇腮硬肿，牙龈黑糜，舌干口臭，大便黑粘"；初四日"牙龈黑臭，势恐口疳穿腮，毒热内扰"。这一天，御医确诊为走马牙疳。

同治十三年（1874年）十二月初五日，同治帝在皇宫养心殿衔憾而去。

综合上述的记载，很明显，同治皇帝并非死于梅毒。在做详尽分析前，我们先谈谈梅毒。

梅毒的致病原，是一种称为梅毒螺旋体的微生物。1492年，哥伦布发现了美洲并从美洲带回来了梅毒。关于哥伦布带回梅毒的方式，有两种不同的说法：一种认为是哥伦布随船带回来准备做奴隶出卖的印第安青壮年先传给了见猎心喜的西班牙贵妇，一种认为是和印第安女性发生关系的水手感染梅毒并带回西班牙。

1495年，法王查理八世组织军队进攻意大利的那不勒斯，一批西班牙人参加了他的军队，这场战争的结果是法军士兵和那不勒斯军队中梅毒的流行。战争结束后，法军又把梅毒带回了国内。所以，当时法国人称之为西班牙病，意大利人称之为法国病。再往后，梅毒根据传播途径获得了更多的名字，德国波兰称之为法国病，俄罗斯称之为波兰病，阿拉伯人称为基督徒病，中国人称为广东疮，而日本人称之为中国疮。

梅毒是一种非常成功的传染病。之所以说它成功，是因为它能成功地做到和宿主长期共存，而这种共存方式，又有利于它的进一步传播。

梅毒的传播方式主要是性接触传播，此外还可以通过母婴垂直传播和体液接触传播。

在没有现代医学手段治疗的情况下，梅毒一般分为三期。

一期梅毒的标志性临床特征是硬下疳。所谓硬下疳是一种好发于外生殖器的溃疡，溃疡高出皮面，不痛不痒，边界清晰，常为圆形或椭圆形。硬下疳在感染梅毒后 7 ~ 60 天出现，一般持续 4 ~ 6 周后可自愈。

此后患者进入 4 ~ 10 个星期的无症状期，患者与健康人无异。无症状期过后患者会发展为二期梅毒。

二期梅毒的主要表现是梅毒疹。梅毒疹多种多样，最常见也最有代表性的是斑疹，也称玫瑰疹。玫瑰疹为红色圆形或椭圆形的红斑，有些像梅花形状，不痛不痒，这也是"梅毒"这一风雅称号的来源。梅毒疹出疹前可有流感头痛、低热、四肢酸困等前驱症状，持续 3 ~ 5 日，皮疹出后即消退。疹多先发于躯干，渐次延及四肢，可在数日内满布全身，但颈、面发生少。斑疹经数日或 2 ~ 3 周逐渐消退，然后进入 3 ~ 15 年，最长可达 46 年的漫长潜伏期。

潜伏期过后就是毁灭性的三期梅毒，三期梅毒有三种类型：梅毒瘤性梅毒、神经性梅毒，以及心血管梅毒。这期的梅毒会对全身各个器官造成严重损害，最终导致患者死亡。

在我们了解了上述知识后，我们再回过头来分析一下同治皇帝的病情。

首先，如果同治皇帝得的是梅毒，那么他必然有感染途径。考虑到他的年龄和身份，母婴垂直传播和体液传播都基本可以排除，唯一可能的感染途径应该是性接触传播。相传，同治皇帝是微服出宫嫖妓染上梅毒的，那么这种可能性有没有呢？

应该说可能性很小。且不说后宫佳丽三千，身为皇帝不会缺了性伴侣。即使他真觉得家花不如野花香非要出去拈花惹草也不太可能，要知道，同治皇帝和光绪不一样，他可是慈禧太后的亲生儿子，而且是唯一的亲生儿子。有个这么强势的亲妈在这里，想避开慈禧的耳目去逛妓院实在不太可能。

同治皇帝死时，才亲政1年，亲政后虽然有了些权力，但老妈慈禧正当壮年，威权尚在，他身为一国之君想自由自在地出去嫖妓也不是容易的事。就算偷偷溜出了皇宫，他恐怕也不知道该去哪儿。历史记载，同治皇帝曾经和恭亲王的儿子出去逛过，但恭亲王的儿子不敢隐瞒，回去跟老爸老老实实地交代了，为此同治还被恭亲王当面责备搞得下不来台。陪皇帝出趟皇宫都赶紧回家向老爹汇报，这样的乖孩子敢胆大包天带皇帝去嫖妓，恐怕是没人信的。

再者，同治皇帝如果感染了梅毒的话，他应该有一期梅毒发作的病史。一期梅毒主要表现为外生殖器不痛不痒的溃疡，可自行痊愈。我们很难想象，一个十几岁的男孩子发现生殖器上长个溃疡竟然不当回事不找医生看。而且梅毒在当时也不是什么罕见病，太医应该很容易就诊断出来，在这个基础上，同治皇帝再次发作时医生应该已经有了准备。即使太医不敢说是梅毒，随便编个什么其他名目隐瞒过去，这病情的记载总该是有的，但是这个在历史和脉案中毫无记载。

同治皇帝的疾病是以出疹开始的，就算是梅毒的话也应该是第二期梅毒。二期梅毒很少致人死亡，虽然有时会有低热等症状，但一般很快就会自行消退，所出的皮疹一般也不痛不痒经过一段时间自行消退。同治皇帝是青壮年，就算是二期梅毒，死亡概率也很低。

梅毒致死一般是在三期梅毒，而梅毒发展到三期至少是感染梅毒数年以后，同治皇帝死时年仅19岁，从时间上算也不合理。

那么，同治皇帝死因到底是什么呢？

翁同龢记录的同治皇帝"花极稠密"，"头面皆灌浆泡饱满"，均符合天花的表现。天花在清朝也是常见病，太医们对天花应该还是不会误诊的。

天花会引起严重的高热，并可引起包括脓毒血症在内的多种并发症。在患者体质极其虚弱而且没有现代消毒措施的情况下，天花引起的脓疱疹很容易发展成皮肤软组织感染。同治皇帝"腰间肿处，两孔皆流脓，亦流腥水，而根盘甚大，渐流向背，外溃则口甚大，内溃则不可言"，这是典型的严重软组织感染和脓肿形成的表现。感染的范围已经非常大，从腰部蔓延到背部。患者部分脓液虽然经破溃流出，但是由于感染范围巨大，大量坏死组织和脓液积存在组织内，一方面使得感染难以控制，另一方面也导致大量毒素被吸收，对患者机体造成持续不断的沉重打击。

这种感染如果放到现代，还是有办法解决的。将感染部位切开，清除坏死组织，通畅引流，一方面有利于感染局限，一方面有利于减轻全身症状，再配合使用抗生素，是可以挽救患者生命的。而太医所采取的保守敷药的措施，对于这种大范围的感染根本不可能有实质性的效果。

这种局部感染越来越严重，大量的细菌和毒素不断进入血液，会对患者多个脏器造成严重损害。由于体质越来越差，患者的抵抗力也越来越弱，口腔等部位的常住细菌和经血播散的细菌会使患者体内出现新的感染病灶。同治皇帝死前出现的走马牙疳，其实就是坏疽性口炎，也就是口部组织出现严重的感染。这种感染的播散，说明患者的体质已经极其虚弱。

这种口部软组织的感染会导致口内严重肿胀，严重影响患者的进食及呼吸，导致患者病情快速急剧地恶化。而同治皇帝出血黑便，表明已经出现应激性溃疡出血乃至弥散性血管内凝血。这都是严重感染患者终末期的表现。

　　因此，综合分析，同治皇帝并非死于梅毒，而是死于天花继发的严重皮肤软组织感染和脓毒血症。

　　除了同治皇帝，还有一个被安上梅毒帽子的名人——他就是大名鼎鼎的五星级上将麦克阿瑟。抗美援朝战争中，麦克阿瑟被志愿军打得颜面尽失，因此有美国人说，麦克阿瑟在占领日本期间从日本慰安妇那里感染了梅毒，在朝鲜战争期间，麦克阿瑟的梅毒发展到了神经梅毒的阶段，使得他丧失了判断力。

　　这也是谣言。最早有效的治疗梅毒的药物，是 1910 年上市的胂凡纳明，而治疗梅毒的特效药物青霉素开始大规模生产应用是 1942 年。青霉素临床应用后，梅毒就再也不是可怕的不治之症了。麦克阿瑟占领日本是 1945 年，即使他真的从日本慰安妇那里感染了梅毒，也可以被治愈，绝不至于发展成神经梅毒。事实上，麦克阿瑟是 84 岁时死于胆结石。

　　某种意义上说，抗美援朝战争是新中国的立威之战，经过这场战争，无论是敌人还是盟友，都不得不对中国刮目相看。这是一场不平衡的较量，一方是全世界最强大最富裕最发达的美国，一方是积贫积弱百年任人欺凌宰割的中国；一方是武装到牙齿的联合国军，一方是连棉衣都供应不上的中国志愿军。

　　也许，对很多美国人来说，这个结果匪夷所思到了只有他们的统帅有神经梅毒才能合理解释。

光绪之死与历史上那些大名鼎鼎的毒药

1908 年 11 月 4 日，年仅 37 岁的光绪皇帝去世。在他死后第二天，执掌中国最高权力近半个世纪慈禧太后死去。又过了 4 年，清帝退位，清朝灭亡。

读中国的近代史，经常唏嘘不已。晚清时期的中国，用李鸿章的话说，处在数千年未有之变局。中国内忧外患，积贫积弱，列强刀俎，中华为鱼肉，但是中国并非完全没有机会振作自强。中国也有曾国藩、李鸿章、袁世凯等一大批胸有韬略腹有才华的能臣，也有洋务运动这样大规模的现代技术引进，也建立过北洋舰队这样强大的水师，也曾内平叛乱外胜强敌，甚至有中兴气象。

但这一切都没有阻挡这个帝国的没落和灭亡，因为当时统治大清帝国的两个人，慈禧和光绪，都是扶不上墙的烂泥。慈禧太后早年还好，随着年岁的增长，其治国能力是越来越让人摇头。她在玩弄权术方面精明到极致，而在谋国方面，简直蠢到让人瞠目结舌。为了一己之私，她挪用海军军费，严重削弱北洋海军战力，导致中国甲午战败；为了一己之私，她向十一国宣战，导致了八国联军攻陷北京；割地赔款，再割地再赔款，中国元气丧尽，陷入了被瓜分的危机。

而光绪皇帝也没强到哪去。他唯一的一次施展治国才华，就是搞了一个戊戌变法。戊戌变法，无论教科书如何评价，其实都是一场注定失败的闹剧。一个长在深宫大院的没有任何政治经验的皇帝，在一个极其容易冲动的年龄，在同样没有任何实际政务经验只知道吹牛和空谈的梁启超和康有为的指引下，如同小孩子过家家般试图驾驶这个庞大的帝国转变航向。而经验丰富熟悉政务老成持重的袁世凯、张之洞等人，却被弃置一旁。

维新派以蛮干开始，以蛮干终结。一味蛮干的结果是诸事不顺，诸事不顺的结果是更加蛮干，最后竟然想出围园杀后这么一招。自己办不到，就去找袁世凯帮忙，人家袁世凯欠你们啊，当初你们瞎折腾的时候也没把袁世凯当成自己人，现在要干抄家灭族的勾当了，跑去拉人家入伙？别说围园杀后这事有多么不靠谱，就算搞成了，跟着这群二货能有什么前途。

其实，即使慈禧发动戊戌政变夺回大权以后，光绪和慈禧之间也还是有和解可能的，毕竟慈禧已经63岁，她死了皇位还是爱新觉罗家来坐，无论废帝还是弑君都后患无穷。但和解有一个前提，就是光绪和康有为他们密谋围园杀后不能有关系。在这关键的时候，逃亡国外的康有为很及时地把屎盆子全扣到了光绪头上，声称自己是奉光绪密诏行事。这基本上就断了帝后和解的可能，也决定了光绪最后的命运。

光绪死于慈禧去世前一天，这个死亡时间其实就足以说明问题。如果不是匪夷所思的巧合，就只能是人为的安排。慈禧囚禁光绪十年，二人之间已经有不共戴天之仇。如果慈禧死在光绪前头，咸鱼翻身的光绪铁定会秋后算账。在这种情形下，慈禧为了自己身后家族平安，恐怕也只有选择弑君了。

光绪死后，其死因众说纷纭。2008 年，在光绪皇帝死亡 100 年后，通过对光绪帝的骨骼、内层衣物及头发的分析研究，最后得出明确结论：光绪皇帝死于砒霜中毒。

死因搞清楚了，但很多人可能会觉得不过瘾：有没有搞错？竟然是砒霜？那个潘金莲和西门庆谋杀武大郎用的东西？杀堂堂一国皇帝竟然用这么低级的东西？以前杀皇帝不都是用鸩毒什么的吗？再不济也该用鹤顶红、孔雀胆、断肠草、牵机药这些高端大气上档次的东西啊。

其实，作为杀人毒药，砒霜，即三氧化二砷，可谓是使用悠久广泛的"居家旅行、杀人灭口必备良药"。

纯的砒霜，是白色的粉末，与面粉、淀粉、精盐和碱面非常相似，易于伪装。砒霜无色无味，投毒不易被发现。砒霜的毒性很强，进入人体后能破坏某些细胞呼吸酶，使组织细胞不能获得氧气而死亡，在没有特效解药的古代，砒霜中毒极难生还。砒霜毒性极强，致死剂量仅需 0.1 ~ 0.2g。砒霜能强烈刺激胃肠黏膜，使黏膜溃烂、出血，亦可破坏血管，破坏肝脏，使患者死前遭受极大痛苦。

易于伪装，不易发现，毒性强，只需极小剂量，死亡率高，而且死前极其痛苦，能满足投毒者的报复欲望，再加上价格低廉容易获得，这样的毒药当然就会成为投毒的首选。事实上，砒霜很可能是历史上使用最广泛的毒药，广为流传的银针试毒法，其实就是针对砒霜的。

其实，三氧化二砷本身是不会和银发生反应的，但是，古代的砒霜成分往往不够纯，由于生产技术落后，导致砒霜基本都伴有少量的硫和硫化物。其所含的硫与银接触，就可起化学反应，使银针的表面生成一层黑色的"硫化银"。所以，银针试毒法，试出来的不是砒霜，而是砒霜里的杂质。而银针试毒法在中国流传如此广泛，以至于几乎妇孺皆知，由此可知砒霜在人类投毒历史上被使用的广泛程度了。

现在，三氧化二砷中毒已经有了特效的解毒药物二巯基丙醇等，中毒者的死亡率已经大大降低。我们高中有一篇课文叫《为了六十一个阶级兄弟》里面空运的特效解毒药，就是二巯基丙醇，而这六十一个阶级兄弟中的毒，正是砒霜。

所以，不要小瞧砒霜，人家在古代可不是低级毒药，而是大大的高级毒药哦。

说完了砒霜，我们再说说大名鼎鼎的鸩毒。鸩是一种传说中的猛禽，比鹰大，鸣声大而凄厉。羽毛紫黑色，长长的脖子，赤色的喙，因食各种毒物，所以羽毛有剧毒，用它的羽毛在酒中浸一下，酒就成了鸩酒，毒性很大，几乎不可解救。

你别说，羽毛有毒的鸟这世上还真有，叫黑头林鵙鹟。这种鸟的皮肤和羽毛含有蟾毒素族神经毒性生物碱，毒素可能来自它们食用的甲虫和植物。但这种鸟并不在中国，而是生活在澳大利亚北部。中国历史上"鸩毒"记载颇多，很大程度上"鸩毒"并非指某种特定的毒药，而成了毒药的泛称。在《水浒传》里面，潘金莲杀武大郎明明用的是砒霜，书中依然成为"鸩杀"。顺便说一句，武大郎死前的表现并不符合砒霜中毒。

除了鸩毒，另一个名气很大的毒药就是鹤顶红了。我还记得小时候家乡的一句顺口溜，叫"白鹤顶上血，黄蜂尾上针，最毒不过淫妇心"，可见很多人将鹤顶红认为就是白鹤顶上的血。但实际上，白鹤顶上的血是没有任何毒性的。所谓的鹤顶红，普遍认为是毒药红信石的别名。

红信石也叫红砒，是三氧化二砷的一种天然矿物，加工以后就是著名的砒霜。红信石呈不规则块状，质脆，易砸碎。由于杂质的关系，呈粉红色，具黄色与红色彩晕，略透明或不透明，具玻璃样，丝绢样光泽。鹤顶红，应该是古人根据颜色给它取的比较隐晦文雅的名字。

红信石本质上还是砒霜，但由于带了颜色，用来投毒就不容易了。所以无论是历史记载还是小说家言，鹤顶红都是用来自杀的比较多。

再说断肠草，断肠草历史上最辉煌的记录是毒死了大名鼎鼎的神农。被民间称为断肠草的植物，至少有几十种之多，但最根正苗红的应该是钩吻，在《本草纲目》的草部（三）里面，李时珍称钩吻又名断肠草，这应该算是权威说法了。钩吻又名葫蔓藤，马钱科钩吻属，多年生常绿藤本植物。钩吻含多种有毒的钩吻碱，钩吻碱有极其强烈的神经毒性，中毒后引发晕眩，咽、腹剧痛，口吐白沫，瞳孔散大，下颚脱落，肌肉无力，心脏及呼吸衰竭而亡。

至于孔雀胆，真正孔雀的胆是没有毒性的，目前比较靠谱的观点是：传说中的"孔雀胆"其实是一种昆虫——南方大斑蝥的干燥虫体。因为和孔雀的产区重叠，加之去除头部足翅后的斑蝥，外观极似孔雀的胆囊。斑蝥的毒素主要是斑蝥素，斑蝥素对黏膜、肝、肾及神经系统都会造成损害。

最后，还有一种大名鼎鼎的毒药，就是毒死了南唐后主的牵机毒药。据历史记载，服用了牵机药，中毒者死前"头足相就，如牵机状也"。根据记载的中毒表现，基本可以断定，所谓的"牵机药"，其实就是马钱子。

马钱子是一种剧毒，民间称"马钱子，马前吃过马后死"，可见其毒性之烈。马钱子的毒素主要是马钱子碱，一种极毒的白色晶体。马钱子碱中毒是十分痛苦的，其表现与破伤风类似。中毒者会窒息，无力及身体抽搐，先脖子发硬，然后肩膀及腿痉挛，直到中毒者蜷缩成弓形（状如牵机）。

不过，虽然毒性极强，马钱子却不适合投毒，因为它实在太苦了。马钱子碱稀释 70 万倍，苦味依然不减。所以牵机毒药只适合明杀赐死，而不适合暗杀投毒。实际上，在针对砷中毒的特效药物二巯基丙醇发明前，在暗杀方面，上述这些毒药都不如砒霜好使。如果没有现代医学的进步，砒霜依然是真正的"杀人灭口必备良药"。

进入新的时代，毒药也越来越与时俱进，曾经最适合暗杀的砒霜早已经退下王座，新的毒药层出不穷。2006 年，俄罗斯叛变特工利特维年科被毒杀，投毒者使用的毒物名为钋 –210，一种放射性元素。投给利特维年科的钋 –210 足以毒死一百人，据说市场价值高达 2970 万欧元，合三亿人民币。用价值三亿人民币的毒药去毒杀一个人，更像是一种赤裸裸的示威。钋 –210 绝非一般人所能得到，投毒者几乎等于公开表明了身份。钋 –210 中毒死状极惨，死前受尽折磨，这是一种冷酷而明确的警告，而高昂的价格，也是在昭示不惜代价惩罚叛变者的铁血。

人类自相残杀的技术，又进入一个新的高度。而医学，只能在后面苦苦追赶。

其实，最毒的，还是人心啊。

李小文院士之死与酒精性肝硬化

　　2015 年 1 月 10 日，中科院院士、北京师范大学遥感与地理信息系统研究中心主任李小文因病在北京逝世，享年 67 岁，死因是肝硬化导致的门静脉高压大出血。

　　李小文院士拥有极高的知名度和人气，这在科学界极其罕见。科学工作者，尤其是院士这种群体，虽然受到人们的普遍尊重，但他们的工作性质决定了他们和普通民众之间很少有交集。除了像钱学森这样被广泛宣传的科技英雄之外，中国院士群体里面，极少有人的知名度能达到一个普通歌星的水平。

　　李小文院士身为专业泰斗数十年，民众知之甚少，他在专业内的巨大贡献和绝世才华普通民众既不了解，貌似也不感兴趣。给李院士带来巨大知名度和旺盛人气的竟然是：赤脚布鞋不修边幅，一天一斤二锅头。对科技工作者来说，几乎就是一个令人啼笑皆非的黑色幽默。果然是"古来圣贤皆寂寞，唯有饮者留其名"。

　　2014 年，李院士赤足布鞋讲课的照片被发到网上后，一时间被舆论热捧，被称为"布鞋院士"和身怀绝技却深藏不露的"扫地僧"。

我第一次看到这张照片，就觉得不对劲。我知道很多科学家确实不修边幅，但是李院士的那种打扮对其身份来说还是有些过分了。再结合媒体报道他"一天一斤二锅头"，我认为这种不修边幅其实很可能是酒精性肝硬化导致的肝性脑病的早期表现。肝性脑病早期，没有明显的智力和语言交流沟通异常，患者只表现出性格和生活习惯的一些异常。

当时我微博的提醒招来一阵痛骂，不想仅仅 9 个月后，李院士就因为肝硬化导致的门静脉高压大出血去世，令人唏嘘不已。

事实上，害死李小文院士的，恰恰是令他以"布鞋院士扫地僧"成名的"一天一斤二锅头"的生活恶习。很抱歉，我这里用了"恶习"两个字，我相信身为科学家的李院士不会怪我。

中国是个乙肝大国，中国的肝硬化患者以乙肝肝硬化为主，而在西方国家，肝硬化则以酒精性肝硬化为主。在英国，酒精性肝硬化占到肝硬化患者总量的 80%，美国为 40%～90%。中国目前酒精性肝硬化患者数量为肝硬化患者总数的 10% 左右，但是，随着我国大规模乙肝疫苗接种和酒类消费量的上升，酒精性肝硬化所占的比例也必将逐渐增加。

一般而言，大量饮酒 10 年以上即可发展为酒精性肝硬化终末期，初始饮酒年龄越小，发展至重症肝硬化的可能性越大，死亡的危险性越高。而导致肝硬化患者死亡的一个重要原因，就是门静脉高压引起的消化道大出血。

门静脉，是一条连接胃肠道和肝脏的血流通道。

我们每天吃的各种营养物质，只是维持人体代谢和更新的原材料，如同刚被开采出来的矿石。这营养物质，首先要在胃肠道内消化，胃肠道好比一个矿石冶炼工厂，把各种有用的成分分解提取出来，加工成钢材。这些钢材很多还需要送入工厂做进一步的加工，制造成各种各样品类繁多的复杂构件，参与人体的代谢和更新。而肝脏，就是一个规模庞大的加工工厂。

经过胃肠道吸收的营养成分，被吸收到胃肠道伴行的血管内，这些血管，就好比钢材的运送通道。这些小通道逐渐汇集成大通道，最终和另一条大通道脾静脉结合，在进入肝脏前汇集成一条极其重要的血管：门静脉。门静脉就是胃肠道吸收的营养物质进入肝脏这个大加工厂的最终主干道。这条主干道进入肝脏后，再分成一级级的小公路，将这些需要处理的营养成分送到肝脏内的各个车间。

正常情况下，门静脉作为人体内生死攸关的交通要道，是通畅无比的，但当肝炎或者长期饮酒等原因引起肝硬化时，由于肝脏这个大工厂内各个车间功能的丧失和运输通路的破坏，这条道路就逐渐开始出现严重的拥堵。这就是门静脉高压。

当拥堵严重到一定程度，主干道上的血流就开始寻找其他的小路进行分流，绕过肝脏直接进入体循环。其中的一条小路，就是胃底和食管静脉。

随着门静脉压力越来越高，主干道拥堵越来越严重，会有越来越多的血流朝这条小路涌来。最终，胃底食管的静脉被越来越高的压力撑得越来越迂曲扩张。在内镜下观察，可以看到胃和食管壁上一个个高度扩张充盈的静脉团。

这些高度充盈扩张的静脉就像一个个地雷，一旦因为患者进食较粗糙的食物或者其他什么原因将这些血管弄破，就会出现难以控制的消化道大出血，导致患者死亡。

李小文院士，最终就是死于门脉高压导致的消化道大出血。当然，最根本的原因，是他长期饮酒的恶习。

说句实在话，我曾经很犹豫要不要写这样一篇文章来详细讲述李院士的死因。毕竟，李院士德高望重，非议死者是很犯忌讳的事情。

但是，当我看到当初追捧褒扬李院士"一天一斤二锅头"的媒体在他死后又继续追捧褒扬"两杯浊酒论天下"的时候，我觉得自己实在忍无可忍。

李院士功勋卓著，德高望重，实为我辈楷模。但是，他应当被褒扬被追捧的，是他的勤奋和敬业，而绝不是他饮酒的恶习。

饮酒，尤其长期大量饮酒，是必须被明确批评和抵制的恶习，也是使我们早早失去这样一位泰斗级科学家的罪魁祸首。

李院士在发病后拒绝积极地救治，这一点，我尊重其个人选择。但作为一个医生，我并不赞同。

门脉高压大出血虽然危险，但并非必死之症。如果早期及时积极救治，必要时手术切断胃底食管曲张静脉，是有希望挽救李院士生命的。即使是晚期酒精性肝硬化，也可以通过肝移植手术来治疗，现在这项技术已经很成熟。李院士本来有机会活得更久一些，带更多的学生，做更多的贡献。

逝者不可复，来者犹可追。君子闻过则喜，想来李院士在天之灵，会原谅我的冒犯。

漫谈中国的饮酒恶习

2014年年底，网上突然有人发起了白酒挑战赛。先是一个小伙给朋友们表演如何豪饮白酒，他将一瓶白酒倒入碗中，十几秒一饮而尽，该视频被放到网络被迅速传播。此后一发不可收拾，从三斤四斤到五斤六斤，记录不断被刷新，据说有的挑战者因过量饮酒致死，但媒体仍在津津乐道地传播此类消息。

说实在话，对于这种八卦新闻，我的感觉只有一个，就是厌恶，发自内心的厌恶。我本来想把文章的题目命名为：漫谈中国的饮酒习俗，最后我还是把习俗二字改成了恶习。作为一个几乎滴酒不沾的人，我对中国的饮酒之风真的是深恶痛绝。

在中国，饮酒几乎成了必备的社交技能，甚至成了做领导的必备技能，而此风基层尤甚，"当好乡镇长，把胃交给党"这话真的一点都不夸张。大到一方领导小到科室主任，如果没有足够的酒量，就几乎干不下去，因为"酒量不行"，很多时候也就意味着你在中国这地方无法进行正常的社交。在中国，如何游刃有余地应对各种酒场几乎是成功人士的必备功课，本来仅仅是一种消费品的酒，在中国有了极其独特的含义，被拔高到了让正常人无法理解的程度，"酒场如战场，酒风是作风，酒品见人品，酒情是感情""感情深，一口闷"诸如此类的说辞真的不仅仅是段子和玩笑，而是真实的写照。

当初大学刚毕业的时候，也曾被领导带着去参加各种酒场，在很多人心目中这是领导栽培你的表现，但在反复喝吐几次以后，我终于下定决心彻底戒酒。除了和朋友聚会高兴时偶尔喝点啤酒外，我在任何类型的酒场上都滴酒不沾，开始的时候颇被人当成另类。到后来，同事朋友慢慢也就习惯了。

中国的饮酒习俗，在我看来可以用野蛮来形容。在很多时候，酒场就是赤裸裸的自虐和虐人。自虐的目的，是表示臣服，是一种甘为你上刀山下火海的忠诚宣示；而虐人则是要对方臣服，是一种要你为我上刀山下火海你不能拒绝的考验，是虐人者对被虐者有足够控制能力的证明。

很多人将中国的这种恶习美化为"文化"，其实真的与文化一点不沾边。所谓文化，是以文化之的意思，是以文明高雅的东西去教化野蛮粗鲁的东西，而酒场这种虐人和自虐的方式，实在看不出有任何文明高雅之处，倒是野蛮粗鲁更多一些。

国人嗜酒，所以对历史上能喝酒的人也就多有美化。"古来圣贤皆寂寞，唯有饮者留其名"，唐朝诗坛的三大天王巨星，李白杜甫白居易，无不是爱酒之人，李白更是号称饮中八仙之一，被后世津津乐道。而民间故事中的英雄人物，几乎没有不喝酒的。林冲风雪山神庙，都落魄成那副德行了，依然离不了酒；武二郎景阳冈打虎，上岗前得先喝十八碗烈酒；醉打蒋门神，更是要一路喝过去。如果武松不喝点酒而是直接去把蒋门神痛扁一顿，就给人一种不够酷不够牛的感觉。

爱酒的古人中形象最好的，大概是李白了。"李白斗酒诗百篇，长安市上酒家眠。天子呼来不上船，自称臣是酒中仙"，何其潇洒。

但实际上，真有这么潇洒吗？

古代酒的酿造，主要靠发酵法，这种办法酿造的酒的酒精含量相对较低，提高酒精度的办法只有靠延长发酵时间，所以酒的储存年份越高越值钱。在李白那个年代，酒的度数在 3 ~ 15 度之间，度数高的属于窖藏时间特长极其贵重的，一般在酒肆喝的酒应该就三五度的样子，和现在的啤酒差不多。至于斗，唐代的斗分大斗小斗，大斗大概是 5000 毫升，而小斗也就 2000 毫升左右的样子，当时盛酒一般是用小斗。北京的燕京啤酒每瓶 600 毫升。能喝 4 瓶燕京，就可以和李白单挑了。

高度酒是蒸馏法问世以后才有的，利用酒精易蒸发的原理，将发酵酒加热蒸馏，收集酒雾重新凝结，得到的蒸馏酒度数比发酵酒大大提高。蒸馏法问世时间有争议，但大规模应用是明朝时候的事。

再说这个诗百篇，且不说夸张不夸张，就算真能做到也没啥大不了的啊。我喝四五瓶啤酒写不了一百首诗，但给你刷一百篇微博还是没问题的。李白写了一辈子诗，最后流传下来的也就 900 多首精品，其他失传的部分或许不乏精品，但我想绝大部分水平一般，这"诗百篇"里基本不太可能有"长风破浪会有时，直挂云帆济沧海""两岸猿声啼不住，轻舟已过万重山"这样的传世之作吧。

至于这个"天子来呼不上船，自称臣是酒中仙"就更不值得夸奖了。这分明就是喝酒误事啊，这不和外科医生"主任来呼不上台"是一个性质吗？

关于这个上船，有几种不同的解释，我比较倾向的说法是"船"是古代对扣子和衣襟的称呼，不上船，就是不扣扣子不系衣襟。那我们想象一下李太白接到皇帝召唤时候的德行吧：四五瓶啤酒喝得烂醉，衣冠不整，敞着扣子露着胸毛，说不定还光着膀子抠着脚丫子，满口醉话胡说八道。你说，如果你是领导，你会重用这种人吗？难得他还好意思整天觉得自己怀才不遇。

事实证明李白在政治上确实是极其糊涂的，安史之乱时他脑子进水进入永王幕府，参与了永王谋反，最后被流放夜郎，幸亏后来朝廷大赦天下才得以返回。回来不久就死了，史载是醉死的，还有一说是喝醉了跳到江里捞月亮淹死的。

很多人觉得这种死法很浪漫，我觉得这种死法很脑残。

李白除了写诗基本就是一个二货，而白居易也好不到哪儿去。白居易有一篇流传千古的作品，记载了一次流传千古的酒宴，那就是"浔阳江头夜送客"的《琵琶行》。这首诗的文学价值自然是不用说，但这个酒宴反映的白居易的人品却很成问题。

白居易当时被贬为江州司马，这个职务大概相当于市公安局局长之类，这个官职我这种平民百姓觉得够大了，但人家白乐天看不上。本来嘛，被贬之后心情不好发发牢骚也能理解，那么白居易都抱怨什么呢？是大志难以伸展？是忧国忧民？不是的。

他抱怨的是地方太艰苦，没有卡拉OK等高级娱乐场所："浔阳地僻无音乐，终岁不闻丝竹声"；抱怨住宿条件太差："住近湓江地低湿，黄芦苦竹绕宅生"。而满腹牢骚的白居易干脆就消极怠工泡病假，"我从去年辞帝京，谪居卧病浔阳城"。

牢骚太多心情不好，就喝不下去了，于是"醉不成欢惨将别"，结果却"忽闻水上琵琶声"。

说到这里我们不得不提醒大家注意当事人的身份与场合，白居易是堂堂的国家干部，而对方是一个丈夫出门在外的有夫之妇，而当时的时间是夜晚，地点是江上而不是家里。你说，这种情况下"移船相近邀相见"，合适吗？

而后面那句"千呼万唤始出来"更是耐人寻味。很明显，对方一开始避嫌不肯出来，而白居易是反复纠缠强迫人家出来。千呼万唤唤的啥？"小姐，大爷我是浔阳公安局局长，你识相点赶紧出来陪大爷取个乐"，应该是诸如此类吧。

当然啦，这个琵琶女也属于极品那一级的，按理说，以前在歌厅做三陪歌女，最后从良了也值得同情，毕竟出身不能选择道路是可以选择的嘛。但是，嫁了人还老怀念那"今年欢笑复明年，秋月春风等闲度"的三陪生活，这人生观和世界观未免有点问题。

老公不在家，半夜跑到江上弹琵琶，总给人一种不守妇道的感觉。而当着外人说自己老公"商人重利轻别离，前月浮梁买茶去"这算咋个意思啊？老公辛辛苦苦出去做生意，往大了说这是繁荣经济利国利民，往小了说是自己辛苦工作让老婆孩子过上好日子。面对浔阳公安局局长，你数落老公不疼自己，还告诉人家我老公现在不在家，这是不是不太合适啊？

无论李白还是白居易，我们看看历史上那些喝酒喝出名的，有几个是能做大事的？反过来，那些成大事的，有几个是嗜酒如命的？即使如小说里的武松，最终不也就一给人当打手的命吗？

关于饮酒的危害，真的不想再多说了。从脑血管到性功能障碍，酒对人体几乎所有器官都有损害，而且会增加多种癌症发病概率。

目前对酒的研究中，唯一发现的益处是适量饮酒可以小幅度降低冠心病发病率（约20%），这一点曾被很多人拿来自我安慰。但实际情况是：即使每天喝25克酒精，也会导致多种其他疾病的风险明显增加，比如口腔癌和咽癌的风险增加82%，食道癌增加39%，喉癌增加43%，乳腺癌增加25%，原发性高血压增加43%，肝硬化增加1.9倍，慢性胰腺炎增加34%。其他的结肠癌、直肠癌、肝癌也有小幅增加。降低那一点冠心病风险的代价，使多种其他疾病发病率上升，非常不划算。

而像网络上这种白酒挑战活动，更纯属作死。酒精的成人致死剂量为 250 ~ 500 克，几斤白酒足以引起致死性的酒精中毒。同时，这种短时间的大量饮酒还容易诱发重症胰腺炎等极其凶险的疾病，可以在短时间内导致饮酒者死亡。

作为一个几乎滴酒不沾的人，我实在不能理解这种白酒挑战的意义在哪里，我从中看不到任何的勇敢和豪爽，在我眼里这些人纯属 24K 的白痴。

对于酒类，我的建议是：能不喝就不喝，能少喝就少喝。时光已经进入 21 世纪，我们到了向这种恶习宣战的时候了。

夫差他爹是咋死的

本来这篇文章的题目我想定为:《阖闾是怎么死的》,想了想觉得不好,因为这人知名度太小,引不起阅读兴趣。后来我想把题目定为《西施的公公是怎么死的》,又觉得过于哗众取宠。最后折中,定了现在这个题目。

阖闾、夫差、西施,如果给这三个人按照知名度排排顺序的话,西施肯定遥遥领先,紧随其后的应该是夫差,而阖闾的名字可能很多人都没听说过。这足以说明,男女关系为主题的八卦故事自古以来就远远比正史更具传播力。

事实上,如果按照这几个人的牛叉程度排序的话,阖闾毫无疑问应该排在最前面。作为夫差的老爸和前任吴王,吴国可以说是在他手中达到了国力鼎盛的巅峰。夫差基本就是一个超级败家子,能把他老爸留下的那么丰厚的家底败得干干净净,也算是败家子中的极品了。

要想知道阖闾有多牛,看看他两个最著名的手下就知道了:一个叫孙武，他是千古流传的《孙子兵法》的作者；还有一个叫伍子胥，也是历史上极富传奇色彩的一个人物。除了这两个超级猛人，他还雇用过一个大名鼎鼎的刺客，名字叫专诸，后世评出的历史四大刺客之一。

这么一群猛人的雇主，自然也是个超级猛人。这帮超级猛人凑到一起，吴国这家上市公司的业绩自然也是好得不得了。

阖闾的王位是抢来的，公元前515年，他派专诸刺杀吴王僚，夺取吴国王位。即位后，他以楚国旧臣伍子胥为相，以齐人孙武为将军。在这个千百年来无数帝王垂涎三尺的梦幻组合的辅佐下，吴国国势日益强盛。公元前506年，吴军在孙武、伍子胥的率领下，以区区三万人进攻楚国，五战五胜，击败60万楚军，攻克楚国都城郢，迫使楚昭王出逃。楚国申包胥跑到秦国乞求秦国出兵救楚，在秦廷哭了七天七夜，最终感动了秦王。在秦兵的支持下，楚国在接受了屈辱的条款后，吴国才终于退兵。

在阖闾的治理下，吴国国势盛极一时，给后来的吴王夫差留下了一个非常厚实的家底。但就在吴国马上就称霸诸侯的时候，他却死了，而且死因非常憋屈：被人砍掉脚趾头死的。

公元前496年，吴王阖闾出征越国，双方军队在檇李大战。战斗中越军多次冲击吴军阵营均失败，最后越国使出狠招，派大批死囚在阵前集体自刎，这一做法使得吴军将士奇怪不已议论纷纷，阵形出现混乱。越军趁机发动进攻，吴军大败。战斗中阖闾被越国的大夫灵姑浮挥斩落脚趾。在败退到距离槜李约 7 华里的陉地去世，后葬于今天的苏州虎丘山。

阖闾死后，他的儿子夫差为父报仇，最终灭了越国，引出了西施的故事和越王勾践卧薪尝胆的故事，这是后话不表。

也许大家会奇怪：为什么一个脚趾头能要了一代英雄的命呢？古代英雄的身体难道是玻璃做的吗？

在搞清楚他的死因前，我们有必要搞清楚几个至关重要的信息。

第一个是死亡年龄，历史上阖闾的出生时间是空缺的，所以其死亡年龄并不明确。但我们可以从其他方面推断出一个大体范围。他的儿子夫差在他死后即位，即位时的年龄大约是 32 岁。古人结婚和生育都比较早，但婴儿死亡率也高。我们把阖闾生夫差的年龄尽量往前提，就算 15 岁生的吧，这样算来阖闾死的年龄至少在 47 岁以上。这个年龄是高血压心脏病等心血管疾病的高发年龄。

第二是他受伤到死亡的时间，这一点历史上也没有记载。但是，他是败退途中死的，而且死的地方距离战场只有 7 华里。这么算，从受伤到死亡，时间应该非常短，可能半小时不到的时间，最长也不过几小时。这么短的时间内，伤口感染致死是不可能的。

第三是导致死亡的伤情。这一点很明确：战场上被砍掉大脚趾而死。

我们刚才说过，感染致死是不可能的，对于一个新鲜伤口来说，这么短的时间就算伤口有严重污染，也难以发展到全身感染导致死亡的地步。

而出血导致的失血性休克死亡也不太可能。足趾断伤虽然确实会有较多出血，但是足趾的血管相对较细，血管压力也不是很大，不仅出血速度相对于大血管损伤而言慢得多，止血也相对容易，只要采取简单的局部压迫方法就可以有效控制出血，绝不至于发展到死人的地步。

一个中老年人，脚趾被砍断，伤后短时间内死亡。综合这三点，阖闾的死亡原因最可能的解释是：剧烈疼痛和失血导致的急性心肌梗死。

阖闾当时年龄至少是 47 岁以上，进入了心血管疾病的高发年龄。而他作为一国之君，国事繁忙，生活作息很难规律，患有冠心病等心脏疾患是再正常不过的事情。年轻时打仗冲锋在前没什么，年纪大了再去真刀真枪拼杀未免力不从心。

无论作战还是败逃，都是剧烈的体力活动。脚趾被砍掉伤虽然不能说很重，但脚趾是神经相对敏感的地方，其疼痛是剧烈的。战败后的情绪激动和慌张，也是容易诱发心脏病发作的因素。

我们可以合理推断，随着年龄增加，身体状况已经明显大不如前的吴王，患上了冠心病或者其他心脏疾病。病情可能并不严重，平时症状也不是很剧烈，但受伤导致的剧烈疼痛和失血，加上战斗和败退的剧烈体力劳动，以及惊怒交加的剧烈情绪波动，三者叠加起来，最终引发了突发的心肌梗死，导致了阖闾的死亡。

千秋功罪谁评说：乙肝疫苗的历史

1964 年，党的好干部焦裕禄在受尽病痛折磨后去世，年仅 42 岁。在他去世的时代，我们对肝炎还了解甚少，甚至无法区分甲肝和乙肝。现在我们根据已有的知识回顾历史，可以推测焦裕禄患肝癌很有可能是早年感染乙肝病毒的结果。慢性肝炎—肝硬化—肝癌，号称乙肝三部曲。

中国是个乙肝大国，乙肝病毒在中国的流行程度曾经令人触目惊心。根据 1992 年调查结果显示，中国的乙肝病毒携带者近 1.3 亿人，也就是每 10 个人中就有一个乙肝病毒携带者。而乙肝病毒的感染率更是超过半数，高达 57.6%，也就是说：有一半以上的中国人一生中曾感染过乙肝病毒。到 2013 年，中国人中乙肝表面抗原携带率仍高达为 7.18%。

乙肝病毒的传播途径主要有三种：血液传播、母婴垂直传播、性接触传播。乙肝病毒感染者很多会康复，但有一部分人会转化为慢性乙肝患者。感染病毒的年龄越早，转化为慢性乙肝的可能性就越大。根据统计，如果感染年龄小于 1 岁，有 80% ~ 90% 的感染者会转化为慢性乙肝。而当感染年龄超过 5 岁，概率仅有 6%；在成人感染者中，这个概率进一步下降为不到 5%。在婴儿慢性乙肝患者中，有 15% ~ 25% 会在成年时死于乙肝导致的肝硬化和肝癌，防止婴儿的乙肝病毒感染，是乙肝预防的重中之重。

乙肝曾经是中国的一大健康问题，所幸，我们现在有了乙肝疫苗。

乙肝疫苗的发明是一个艰难而漫长的过程，在这个过程中，我们既能看到天使的光环，又能看到魔鬼的犄角，令人五味杂陈。为乙肝疫苗的诞生奠定了基础的索尔·克鲁曼，因为用弱智儿童做实验而备受争议。他终生都未能摆脱那些追在身后抗议的受害孩子家长，直到最后死去。

1965 年，在 NIH 工作的巴鲁克·布隆伯格在一位澳大利亚土著居民的血液中发现了乙型肝炎病毒的表面抗原，这个抗原被称为澳大利亚抗原，这就是大名鼎鼎的"澳抗"的由来。澳大利亚抗原的发现为后来乙肝疫苗的发明奠定了基础，但当时的医学界并不知道这种抗原属于什么病毒，那时候的人们，根本不知道甲肝和乙肝的区别。

将乙型肝炎从肝炎中区分出来的人是索尔·克鲁曼。1967 年，时任纽约大学医学院儿科系主任的索尔·克鲁曼通过对一个肝炎泛滥的精神病收容医院患者进行了流行病学调查，发现肝炎患者有两种截然不同的临床流行病学特点。他将自己的研究成果写成了一篇具有里程碑意义的文章——《传染性肝炎：两种临床上、流行病学上和免疫学上都截然不同的感染》。这是人类第一次将甲肝和乙肝区分开来，为后来乙肝的研究打下了基础。

将乙肝和澳大利亚抗原联系起来的是另外一个人——纽约输血中心的病毒学家艾尔弗雷德·普瑞斯。在索尔·克鲁曼的文章发表后的第二年，艾尔弗雷德·普瑞斯发现将含有澳抗的乙肝患者血液输给他人后，原本澳抗阴性的接受者血液中就可以检出澳抗。他据此认为，澳大利亚抗原和乙肝病毒有关。这是人类第一次把澳大利亚抗原和乙肝联系起来，至此，利用澳大利亚抗原制备乙肝疫苗制备的理论基础初步完成。

得知这个消息的索尔·克鲁曼做了一件极其疯狂的事情：他把一名乙肝患者的血清注射给了精神病院的25名弱智儿童，结果有24人感染了乙肝。据此，索尔·克鲁曼得出了乙肝可经血传播的结论。

索尔·克鲁曼的疯狂没有结束，他把患者的血清稀释后以一定温度加热一段时间，结果发现乙肝病毒被灭活了，但表面抗原的活性却依然存在。这个发现令他兴奋不已，所有具备免疫学和病毒性常识的人都知道：保留稳定抗原而失去活性的病毒的另一个名称就是——疫苗。

索尔·克鲁曼拿这种疫苗在弱智儿童身上继续他疯狂的实验。他先给孩子注射疫苗，然后再给孩子注射未灭活的含病毒血清，结果证实了疫苗可以让接种者获得对乙肝病毒的免疫力。这是人类第一次获得乙肝疫苗。

索尔·克鲁曼的工作是杰出和伟大的，他的工作使得后来的乙肝疫苗研发成为可能，并最终泽被万千苍生，救人无数。但他的工作同样是野蛮和可怕的，他给孩子注射活病毒并导致孩子患上乙肝的做法，已经挑战了医学和人类伦理的底线。后来的报道证实，他的团队曾经威胁家长，如果不参加实验，孩子就会被赶出医院。

1995 年 10 月 26 日，饱受争议的索尔·克鲁曼因脑血栓在佛罗里达州去世，他终于摆脱了那些受害孩子家长的纠缠和抗议。

作为医生，我不知道该如何评价他。他是天使，也是恶魔；他是圣贤，也是禽兽。百年人物存公论，四海虚名只妄言。能够同时在医学史上流芳百世和遗臭万年的，他也算独一份了。

索尔·克鲁曼的工作为乙肝疫苗的商业化生产奠定了基础，但真正完成乙肝疫苗商业化生产的，则是另外一个人：莫里斯·希勒曼。

莫里斯·希勒曼是默克公司的研究人员，他在 20 世纪 70 年代对乙肝疫苗进行了长期的研究，最终从乙肝感染者血液中分离纯化出了安全的乙肝疫苗。

疫苗研制出来了，却不被批准进行临床实验。原因很简单：希勒曼的疫苗是从乙肝感染者血液中提取的，虽然其检测结果非常满意，但 FDA 仍然对其安全性深为担忧，担心有传播乙肝病毒乃至艾滋病毒的危险。这也不难理解，如果有人告诉你要给你注射以艾滋病患者的血液为原料的血制品，无论对方给你提供多么完美的检测数据，你恐怕也会有心理障碍。

FDA 选择了拒绝批准莫里斯·希勒曼的疫苗进行临床实验。倔强的希勒曼某种程度上重演了当初克鲁曼的疯狂：他选择从自己亲人和公司内部员工身上进行实验。这个实验理论上是自愿的，但下属面对上级的时候，这种"自愿"有多可靠实在不好说。但无论如何，希勒曼成功了，实验证明疫苗是安全有效的。

希勒曼最终说服了 FDA，得到了进行临床实验的批准，此后进行的大样本实验证实：疫苗可以将乙肝感染率降低 75%。

1981 年，饱经磨难的乙肝疫苗终于获得 FDA 的上市批准，这是人类历史上第一种商业化的乙肝疫苗，也是人类对抗乙肝的一次革命性突破。但是，有限的来源和高昂的价格，使其难以在大众中普及。

革命性地变革了乙肝疫苗制备工艺的是转基因技术，人类设法分离出了乙肝病毒表达抗原的基因，并将其转移到了酵母菌中，使得酵母菌可以合成乙肝抗原。酵母菌很容易大量繁殖，这一技术最终解决了疫苗原料的来源问题，使得疫苗大规模生产成为可能。

1986 年，转基因酵母乙肝疫苗获得 FDA 的上市批准。此后，同样利用转基因技术，人类将乙肝病毒抗原基因转移到其他生物细胞中，获得了多种乙肝疫苗的生产技术。

1994 年，乙肝疫苗生产技术被引进中国。1997 年，利用酵母菌的转基因乙肝疫苗被正式批准生产。被乙肝大国帽子困扰多年的中国终于获得了向乙肝宣战的有力武器。此后，中国投入大量资金，开始大规模免费接种和补种乙肝疫苗，并取得了举世瞩目的巨大成功。1987 年，中国 5 岁以下儿童的乙肝感染率为 10.1%，到 2006 年，这一数字被降到 1% 以下，超过 2 亿儿童得到乙肝疫苗的保护。

通过全面免费的乙肝疫苗接种，1992 年至 2009 年全国有 9200 万人得以免受乙肝病毒感染，减少慢性乙肝病毒感染 2400 万人，减少肝硬化、肝癌等引起的死亡 430 万人。没有乙肝疫苗的大规模接种，中国每年将因肝硬化肝癌多死亡 25 万人。

大规模疫苗接种若持之以恒，中国摘掉乙肝大国帽子指日可待。然而，谁也不曾料到，2013 年，中国消除乙肝的努力遭到了前所未有的沉重打击。

2013 年 12 月 8 日，1 名婴儿注射乙肝疫苗后死亡，此事经媒体不负责任的渲染和大肆报道后引起轩然大波。在媒体处心积虑的搜索下，不断有新的注射乙肝疫苗后死亡的案例被报道出来，最后挖地三尺总共收集了 17 例死亡病例。

在报道中，媒体反复使用"问题疫苗"、"注射疫苗致死"等字眼，制造了巨大的社会恐慌，导致很多孩子家长拒绝接种免费提供的乙肝疫苗。本来保护孩子健康的疫苗，成了无知民众眼中的毒药。

家长拒绝，害怕承担责任的医务工作者自然不敢强求，中国疫苗接种率一夜之间暴跌 30%。

实际上，新生儿本就是婴儿死亡的高峰期，中国每天出生无数的婴儿，在每个新生儿都要注射疫苗的情况下，出现个别的偶合死亡实在是再正常不过的现象。

2014 年 1 月 4 日，国家主管部门经过认真调查，将 17 例死亡患儿的死因一一查明，并发布通告：乙肝疫苗质量没有问题，婴儿死亡原因与疫苗无关。然而此时，中国的疫苗企业和乙肝疫苗接种工作，已经受到沉重的打击。

这件事从头到尾都让人无语，甚至透露着些许怪异。偶合死亡不是难以理解的概念，更不是最近才有，部分报道出来的死亡案例仅通过报道提到的症状过程就与疫苗致死不符。而一些媒体就是死活不理会，跟打了鸡血似的狂炒，本来很正常的事情在媒体的爆炒下造成巨大风波，沉重打击了中国乙肝防治事业，重创了中国疫苗企业，可谓损失惨重！

然而当真相大白时，他们又全然不管了。

当一个蠢货掌握了话语权，偏偏又满腔热情和正义感又极富行动能力，他就可以去危害社会了。

后　记

我这一生，有两个梦：一个是医生梦，一个是文学梦。

医生梦我已经实现了。

16岁那年，我带着紧张、不安和兴奋，以及一个寒酸的行李箱，从小山村走入大学。迎面看到的是医学生誓言：健康所系，性命相托。

医路艰难，每当我觉得心灰意冷，或者伤透了心的时候，我就会想起：当年，一个16岁的少年是如何郑重其事地以虔诚的心态，将那段誓言完完整整地抄在自己的日记本扉页上。想起那段至今让我热血沸腾的誓言：我决心竭尽全力除人类之病痛，助健康之完美，维护医术的圣洁与荣誉，救死扶伤，不辞艰辛，执着追求，为祖国医药卫生事业和人类健康奋斗终生。

十几年弹指一挥间，我带着写着这个誓言的日记本，求学北大，留学东瀛，直到今天，坐在全国顶级的烧伤科室里面。

医生苦吗？也许有些人觉得很苦；医生累吗？也许有些人觉得很累。但是对我而言，医生这个行业，是我全部的乐趣和意义所在，这个行业给了我莫大的快乐和成就感，这种精神的愉悦，远远超过了肉体的疲劳。

　　我们科的护士经常说我，一看到危重病人就两眼放光。每当面对一个危重患者的时候，我总感觉自己像是一个率领千军万马的将军，抑或一个老谋深算的侦探。多少次，我整日整夜地守在患者的身边，捕捉着每一个病情变化的信号，研究着每一个意料之外或者之内的检查结果，搜寻一点点的蛛丝马迹，动用自己全部的智慧和知识，去和隐藏在患者体内的敌人进行一场场艰苦卓绝却又让人兴奋莫名的战争。一次次修正自己的判断，一次次调整自己的对策，一次次陷入迷局，一次次掀开对手的底牌，一次次僵持，一次次胶着，一次次冒险，一次次失败，一次次恍然大悟，一次次大获全胜。

　　每一次的成功，都给我莫大的喜悦；每一次的失败，都让我成长和成熟。我享受那种战斗的激情，享受那种手术刀切在皮肤上的感觉，享受整个手术的过程，更享受手术成功时，那种美妙的成就感。我享受那一次次经过艰难的思索后，快速开出一个个医嘱时刻那种指点江山的气魄，更享受治疗奏效后上级那赞赏的目光和家属高兴的眼泪。

　　我不去刻意地"学做人"，我只是快快乐乐地"学治病"，只是心满意足地享受那种精神的愉悦和快乐，其他的对我并不重要。

　　有人说"防火、防盗、防病人"，但我爱我的病人，他们是我人生的价值所在，是我生活快乐的源泉。一次次，我拒绝了患者家属厚厚的红包，只用一句话：我从不趁火打劫。一次次，我对辗转全国多家医院，被折磨得心力交瘁的患者和家属说：我会尽力，请你们放心。一次次，患者和家属带着怀疑和警惕的眼神来到医院，而离开的时候，我们已经成了好朋友。

我爱我的导师，他把我带进这个美妙的医学殿堂，多少次，他在我绞尽脑汁依然不明所以的时刻，用一句话让我云开雾散，醍醐灌顶。我爱我的学长和同事，他们在我治疗患者的时候，一次又一次给我提出宝贵的意见，告诉我他们成长过程中的经验，让我少走很多弯路。我爱我的师弟师妹，他们朝气蓬勃的活力，常常让我羡慕不已。

我知道追求医学高峰的道路上，肯定有许多的坎坷和委屈。也知道目前的医疗环境，给我们造成了巨大的压力。但是，我坚信，在寒冬中坚持到最后的就是强者和胜利者。

我选择坚守，坚守当年那个 16 岁少年默默背诵无数次的医学生誓言。我选择快乐，快乐于美妙的医学殿堂和一次次精彩的战争与较量。我选择平和，在这个浮躁的社会中，坚守自己内心的宁静。

如果能重来一次，我依然选择做医生。

　　还有一个梦，是文学梦，这个梦，却被压抑乃至遗忘了很长时间。

　　小学中学时，我便对文学有种真挚的热爱。自己的作文，也常常被老师当成范文来读。高中分科那年，文科班的班主任还为我选择理科而心痛不已。

　　学医很辛苦，一路走来，儿时的文学梦早已不见踪影。自己的那点儿才情，也仅限于逢年过节编几个与众不同的短信群发，得亲朋好友师长几句赞美。

　　直到后来，有了微博，才开始渐渐地在空闲时间写点儿东西，日积月累，蒙粉丝厚爱，竟也有不少文章从微博走上各大媒体。

　　一年前，某出版社朋友约我出来吃饭，问我：阿宝你有没有打算写本书啊？

　　我当时毫无思想准备，专业的书我参编了几本，而商业化的科普书我几乎毫无概念。于是我说暂时没有。

　　他说：暂时没有没关系，等你有了想法随时联系我哦。

　　从那之后，我脑子里竟然开始放不下这个写书的念头。

　　儿时的文学梦啊，突然再次燃烧起来，不可遏制，让人难以释怀。而且我发现，文学和医学，竟然可以如此完美地结合。

于是我终于拿起笔来，在繁忙的工作之余，在辅导完孩子的功课之后，在一个个夜深人静的夜晚，让自己儿时的梦想一点点儿在键盘下迸发出来。

我拒绝了出版社找人代笔的建议，虽然我知道某些大 V 就是这样写书的。

梦是纯洁的，我不愿让它染上任何杂质。热闹也好，寂寥也好，自己的第一个梦想产物，一定要自己一个字一个字地敲出来。

当写出的内容足够支撑一本书的时候，我给最初建议我写书的那位朋友发了个微信。20 分钟后，合同谈妥，他给我的条件非常优厚。

当我终于打完最后一个字符，压缩，发邮件，点发送按钮的刹那，心中竟有些不舍。

每一本书都有自己的命运。孩子，祝你好运。

烧伤超人阿宝

图书在版编目（CIP）数据

八卦医学史：不生病，历史也会不一样 / 烧伤超人阿宝（宁方刚）著.
—厦门：鹭江出版社，2015.10（2015.10重印）
ISBN 978-7-5459-0986-9

I. ①八…　II. ①烧…　III. ①医学史—世界—普及读物
IV. ①R-091

中国版本图书馆CIP数据核字（2015）第210010号

BAGUA YIXUESHI：BU SHENGBING，LISHI YEHUI BUYIYANG

八卦医学史：不生病，历史也会不一样

烧伤超人阿宝（宁方刚）　著

出版发行：海峡出版发行集团
　　　　　鹭 江 出 版 社
地　　址：厦门市湖明路22号　　　　　　　　　邮政编码：361004
印　　刷：北京盛源印刷有限公司
地　　址：北京市通州区漷县镇后地村北街300米工业园内　邮政编码：101109
开　　本：880mm×1230mm　1/32
插　　页：1
印　　张：8
字　　数：156千字
版　　次：2015年10月第1版　2015年10月第3次印刷
书　　号：ISBN 978-7-5459-0986-9
定　　价：39.80元